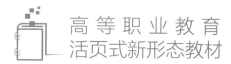

高等职业教育
活页式新形态教材

药物分析实训

於学良　胡颖　主编

U0221830

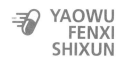

YAOWU
FENXI
SHIXUN

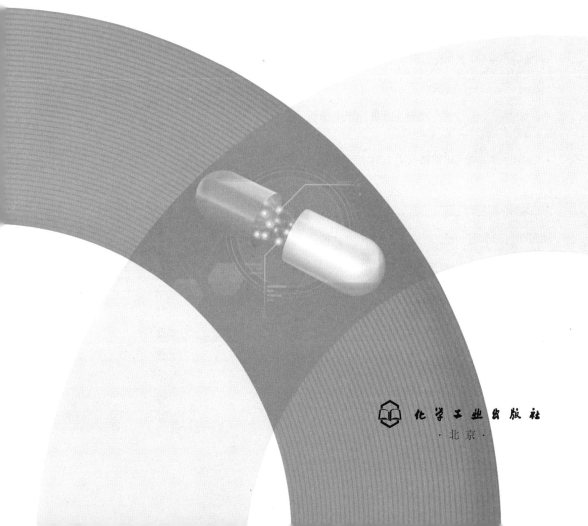

化学工业出版社
·北京·

内 容 简 介

本书为"药物分析"课程配套的实训教材,内容包括实验室相关的安全守则和14个实训项目。本书的编写,紧跟"岗课赛证"要求,通过校企合作,以典型工作任务为出发点,根据实际岗位中的工作任务和工作流程设计一系列学习任务和实训项目。本书主要根据"药物分析"课程内容和2020年版《中华人民共和国药典》(简称《中国药典》)进行编写,从中选取典型的药物及常用分析方法,主要包括酸碱滴定法、电位滴定法、紫外-可见分光光度法、旋光法、薄层色谱法、高效液相色谱法和气相色谱法等;从分析样本看主要包括原料药及制剂(如:片剂、胶囊剂、注射剂、复方制剂等);从工作流程看包括取样、分析(鉴别、检查、含量测定)、留样、书写报告;从实验设计看包括常规分析方法的基本操作训练和独立分析问题、解决问题的技能培养。本书创新引入工作过程中的原始记录和检验检测报告书,使学生真实体验工作流程和原始数据记录的重要性。本书在培养职业能力的同时有机融入了党的二十大报告内容,体现了"健康中国、绿色发展、法治建设"等课程思政元素。

本书适合作为高等职业教育本科,高职药学类、食品药品类、制药工程类等专业实训教材,也可以作为药品质量检验岗位技术人员的参考用书。

图书在版编目(CIP)数据

药物分析实训 / 於学良,胡颖主编. —北京:化学
工业出版社,2023.8
  ISBN 978-7-122-43499-9

  Ⅰ.①药… Ⅱ.①於… ②胡… Ⅲ.①药物分析-高
等职业教育-教材 Ⅳ.①R917

  中国国家版本馆CIP数据核字(2023)第087475号

责任编辑:蔡洪伟
责任校对:边 涛
装帧设计:王晓宇

出版发行:化学工业出版社
    (北京市东城区青年湖南街13号 邮政编码100011)
印 装:中煤(北京)印务有限公司
787mm×1092mm 1/16 印张10 字数217千字
2023年8月北京第1版第1次印刷

购书咨询:010-64518888
售后服务:010-64518899
网 址:http://www.cip.com.cn
凡购买本书,如有缺损质量问题,本社销售中心负责调换。

定 价:45.00元   版权所有 违者必究

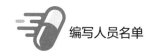

主　编　於学良　胡　颖

副主编　王添艳　丁荣敏

编　者　（以姓氏笔画为序）

丁荣敏（苏州卫生职业技术学院）

王添艳（苏州卫生职业技术学院）

戎筱卿（苏州卫生职业技术学院）

闵春艳（苏州市药品检验检测研究中心）

张立光（苏州卫生职业技术学院）

罗晓清（苏州卫生职业技术学院）

周　铭（苏州卫生职业技术学院）

於学良（苏州卫生职业技术学院）

胡　颖（苏州卫生职业技术学院）

龚逸奕（苏州卫生职业技术学院）

缪维芳（苏州卫生职业技术学院）

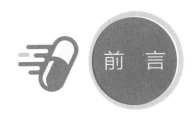

前　言

　　"药物分析"是药学专业的一门专业核心课程。药物分析实训是本课程的重要组成部分，约占整个教学时数的 50%。根据药学专业人才培养方案和"药物分析"课程教学标准，要求学生通过实训能够熟练掌握《中华人民共和国药典》（简称《中国药典》）常用的分析方法和实验技术，包括药物鉴别、检查和含量测定等的基本原理及常用仪器的正确使用，具有独立设计和完成实验的技能。培养学生良好的劳动习惯、科学的实验态度和基本的职业素养。

　　本活页式教材具有结构化、模块化、灵活性和过程性、专业性、综合性等职业教育和自主学习的特征，是以学生为中心，以典型工作任务为载体，以培养学生药品质量控制的职业能力为目标，根据岗位的典型工作任务和工作流程设计的一系列学习任务和实训项目，帮助学生实现有效自主学习，其核心是帮助学生学会如何工作。

　　本书的编写，主要根据"药物分析"课程内容并依据 2020 年版《中国药典》及部分国外药典质量标准，从中选出典型的药物及常用分析方法，就其方法看包括典型的滴定分析法、紫外 - 可见分光光度法、旋光法、薄层色谱法、高效液相色谱法、气相色谱法等；从分析样本看包括原料药及制剂（如：片剂、胶囊剂、注射剂等）。从工作流程看包括取样、分析（鉴别、检查、含量测定）、留样、书写报告；从实验设计看包括常规分析方法的基本操作训练和独立分析问题、解决问题的技能培养。

　　为了完成"药物分析"课程标准的实训教学内容，学生实训课前，要求必须认真预习，明确实训目的，熟悉实训内容和方法，并结合理论知识理解实验的基本原理，能够根据需要查阅文献并自行设计实训方案；实训中规范实训操作，正确使用仪器，仔细观察实验现象，详细作好原始记录；完成实训后正确规范书写实训报告，整理仪器，洗涤器皿，归置物品，检查水电。在实训过程中要有严谨的科学态度和实事求是的科学作风，敬人敬业、至精至诚。

　　由于编者专业水平、能力和经验有限，书中如有疏漏和不当之处，敬请读者批评指正！

编者

2023 年 5 月

目　录

一、学生实验守则

（1）遵守实验室一切规章制度，听从教师指导，保持实验室整洁、安静。

（2）实验前必须认真预习，明确实验目的、原理和方法，熟悉仪器设备的性能及操作规程，做好实验前的各项准备。

（3）严格遵守操作规程，实验进行时，要仔细观察现象，详细记录，注意安全。未经教师批准，不得擅自离开岗位。

（4）爱护仪器设备，节约水、电、气和实验器材。损坏设备器材，要及时报告、登记，并按章赔偿。

（5）实验结束后应及时切断水、电、气源，检查仪器设备工具及材料，做好实验室的整理、卫生工作。

二、实验室安全守则

（1）室内应保持整洁、安静、严禁吸烟，未经批准不得带无关人员进入实验室。

（2）首次进入实验室的实验人员，应接受实验室安全教育。所有实验必须严格按照操作规程进行。凡有危险性的实验必须在带教教师（或实验员）的监护下进行，不得随意操作。对正在使用的电炉、酒精灯等明火应严加看管，电炉不得私用。

（3）实验室应配备相应种类和数量的消防器材和设施，由专人管理，使其保持良好的备用状态，若发现短缺或失效应立即向保卫部门报告，并予以补充或更换。实验室工作人员应掌握基本的灭火方法，会使用所配备的消防器材和消防设施，能根据不同原因引发的火情采取相应的灭火措施。

（4）实验室内所有的仪器、药品、水电、门锁、气体等均应执行安全管理责任制。做好防火、防爆、防尘、防腐蚀和防盗等工作。对器材、药品、试剂等的领、耗、借用、贮存、回收、报废均需办理相应手续，建账立卡。任何仪器不得私自拿出实验室，外单位借用需经有关部门领导同意并办理借用手续。

（5）实验室必须做到门窗完好严实，门锁有效。任何人不得私配实验室钥匙。未经领导批准，实验室钥匙不得转交他人。

（6）实验室供电线路应由专业电工布设，切实执行安全用电规定，禁止私拉乱接电源，线路负载不得擅自放大或超载。供电、照明、通风等设施应经常检修，保持完好，发现问题及时报告。通道上不得堆放杂物，以保持其畅通。

（7）发现安全隐患或发生事故案件时，实验室人员均有义务及时采取有效措施防止事态发展，尽量避免或减少损失，需保护现场，并协助组织调查处理。同时应及时向实验室主任或上级部门如实汇报、不得隐瞒。

（8）实验室必须建立安全值班制度，下班时，必须进行安全检查，必须关闭电源、水源、气源和门窗，熄灭火源，锁好门。

三、实验室常见安全事故预防及处置方案

常见的实验室安全事故有着火、爆炸、烧伤、中毒、割伤等。为了防止以上安全事故的发生，实验过程应严格遵守以下规章制度。

1. 火灾的预防、处理和急救

（1）不能用烧杯或散口容器放置易燃、易挥发的化学药品。加热时应根据实验要求和物质特性，正确选择热源，蒸发沸点低于80℃的易燃、易爆液体时，不能使用明火直接加热。

（2）尽量防止或减少易燃气体外逸，倾倒易燃物时，应远离明火，且注意室内通风，及时将室内有机蒸气排出。

（3）易燃、易挥发的废物，不得倒入废液缸和垃圾桶中。应放入特定废液桶并进行专门回收处理。

（4）实验室不得存放大量易燃、易挥发的物质。

（5）有高压气体的实验室，应经常检查管道和阀门是否漏气。

（6）实验室一旦发生火灾，不要惊慌失措，应保持沉着冷静，并采取相应措施，以减少损失。发生火灾时，应立即切断电源，熄灭附近所有的火源，并移开附近的易燃物质，若是少量溶剂（几毫升）着火，可任其烧完。小火可用石棉布或湿布以及砂土铺盖；若火势较大，应根据易燃物性质和火势采取适当的方法进行扑救，同时根据具体情况采用适合的灭火器材。

常见的灭火器有二氧化碳灭火器、干粉灭火器、泡沫灭火器等。

二氧化碳灭火器：灭火器内存放着压缩的二氧化碳气体，适用于各种易燃、可燃液体、可燃气体火灾，还可扑救仪器仪表、图书档案和低压设备等的初起火灾。使用时右手握着压把，除掉铅封，拔掉保险销。站在距离火源2米的地方，左手拿着喇叭筒，右手用力压下压把，对着火源根部喷射，并不断推进，直至把火扑灭。

干粉灭火器：适用于扑救各种易燃、可燃液体和易燃、可燃气体火灾及电气设备火灾。使用时右手提着灭火器到现场，除掉铅封，拔掉保险销。左手握着喷管，右手提着压把，在距离火源 2 米的地方，右手用力压下压把，左手拿着喷管左右摆动，喷射干粉覆盖整个燃烧区。

泡沫灭火器：适用于扑救各种油类火灾，木材、纤维、橡胶等固体可燃物火灾，但不能扑救带电设备和醇、酮、酯、醚等有机溶剂引起的火灾。泡沫灭火器会喷出大量的泡沫而造成严重环境污染，给后续处理带来麻烦。使用时，右手捂住喷嘴，左手执筒底边缘，把灭火器颠倒过来呈垂直状态，用劲上下晃动几下，然后放开喷嘴。右手抓筒耳，左手抓筒底边缘，喷嘴朝向燃烧区，站在离火源 8 米的地方喷射，并不断前进，兜围着火焰喷射，直至把火扑灭。灭火后，把灭火器卧放在地上，喷嘴朝下。

不管采用哪一种灭火器，都是从火的周围开始向中心扑灭，地面或桌面着火时，如火势不大，可用湿布来灭火或用砂子扑救，但容器内着火可用石棉板盖住瓶口，火即熄灭。身上着火时，应就近卧倒，用湿布盖住着火部位，或在地上打滚（速度不要太快）将火焰扑灭。

2. 爆炸的预防、处理和急救

使用易燃易爆物品时，应严格按照操作规程进行操作，需特别小心。如过氧化物、芳香族多硝基化合物等在受热或碰撞时，会发生爆炸；含过氧化物的乙醚在使用时，有爆炸危险；乙醇和浓硝酸混合在一起，会引起强烈爆炸。

3. 中毒的预防、处理和急救

常见的化学品对人体的健康是有一定影响的。一些含氮化合物和稠环化合物毒性很大，即使吸入少量也可能致死。有些化学品长期接触有致癌的可能性。因此，应该保持一个安全的实验环境，尽可能减少直接接触化学品的机会，中毒主要是通过呼吸道和皮肤接触有毒物品而对人体造成危害。

（1）称量药品时应使用工具，避免用手直接接触药品，尤其是毒性大的药品，当药品溅到手上或皮肤上时，通常用水洗去。做完实验后，应洗净双手。

（2）使用和处理有毒或腐蚀性物质时，操作人员须戴好防护用品。进行可能生成有毒或有腐蚀性气体的实验时，应在通风橱中进行，尽可能避免蒸气外逸，以防造成污染。

（3）如发生中毒现象，溅入口中尚未咽下时应立即吐出，用大量清水冲洗口腔；如已吞下，应根据情况给予解毒剂，严重者应立即送往医院救治。

腐蚀性毒物中毒处理方法：对于强酸，先饮大量水，然后服用氢氧化铝乳剂、鸡蛋清（白）等；对于强碱，也应先饮大量水，然后服用醋、酸果汁、鸡蛋清（白）等。不论酸或碱中毒都应再以牛奶灌注，不要吃催吐剂。

刺激剂及神经性毒剂中毒处理方法：先喝牛奶或鸡蛋清（白）使之立即冲淡，再进行催吐。可用食指深入喉部催吐，然后立即送往医院救治。

吸入气体中毒者处理方法：将中毒者移至室外，解开衣领及纽扣，使其呼吸新鲜空气，必要时进行人工呼吸。吸入少量氯气或溴气者，可用碳酸氢钠溶液漱口。

4. 灼伤的预防、处理和急救

皮肤接触高温、低温或腐蚀性物质后均可能被灼伤。为避免灼伤，学生应通过预习对实验中将用到的相关试剂的性质有明确认识与了解，接触强酸、强碱、强氧化剂、苯酚、钠等试剂时，为了避免皮肤直接接触，最好戴橡胶手套和防护目镜，如稀释浓硫酸时，应该把浓硫酸缓慢加到水中，并不断搅拌，让热量尽快散失，以防止液滴飞溅；在盐酸使用过程中，有大量氯化氢气体产生，应避免吸入。实验完成后立即洗手。发生灼伤时应按下列要求处理。

（1）被碱灼伤时，局部先用大量清水冲洗，再用 1% ～ 2% 的醋酸或硼酸溶液冲洗，然后再用清水冲洗，最后涂上烫伤膏。

（2）被酸灼伤时，局部先用大量清水冲洗，再用 3% ～ 5% 的碳酸氢钠溶液清洗，最后涂上烫伤膏。

（3）被溴灼伤时，应立即用大量清水冲洗，再用酒精擦洗或用 2% 的硫代硫酸钠溶液洗至灼伤处呈白色，然后涂上甘油或鱼肝油软膏加以按摩。

（4）被热水烫伤后一般在患处涂上红花油，然后擦烫伤膏。

（5）若大面积灼伤或者以上这些物质溅入眼睛中，应立即用大量清水冲洗，并及时去医院治疗。

5. 割伤的预防、处理和急救

使用玻璃仪器时，最基本的原则是不能对玻璃仪器的局部施加过度的压力。实验中操作力度应适当，最好佩戴手套，防止割伤。

（1）如需将玻璃管插入橡胶塞时，应将玻璃管润湿，再用棉布裹住，慢慢旋入，防止折断而割伤手指。

（2）对于一些已经破碎的玻璃容器，应及时除去，并清理台面，防止二次割伤。发生割伤后，应将伤口处的玻璃碎片取出，用生理盐水清洗伤口，碘伏消毒，涂上红药水，用纱布包扎伤口。若伤口较大、流血不止时，应立即按住出血部位的上端或用细带扎住，及时送往医院治疗。

6. 用电安全

进入实验室后，首先应了解水、电、气的开关位置，并掌握其使用方法。在实验中，应先连接好电器设备上的插头与插座，再打开电源开关。不能用湿手或手握湿物去插或拔插头。使用电器前，应检查线路连接是否正确，电器内、外要保持干燥，不能有水或其他溶剂。实验做完后，应先关电源，再拔插头。

7. 废品的销毁

碎玻璃和其他锐角的废物不要丢入废纸篓或类似的盛器中，应该使用专门的废物箱。不要把任何用剩的试剂倒回原试剂瓶中，以免造成污染，影响其他人的实验；而且由于操作疏忽导致错误引入异物，有时会发生剧烈的化学反应甚至引起爆炸。

危险的废品，如会放出毒气或能够自燃的废品（活性钠、磷、碱金属等），不能丢弃在废物箱或水槽中。不稳定的化学品和不溶于水或与水不混溶的溶液也禁止倒入下水道，应将其分类集中后处理。

四、危险化学品管理制度

（1）根据《危险化学品安全管理条例》等有关法规，规范和加强危险化学品的安全管理，严防事故发生，保障实验室师生生命财产安全，保证科研和其他工作正常开展。

（2）实验室根据实验项目申请领取危险化学品时，须填写危险化学品领取申请表，详细注明品名、规格、数量和用途，经审批后方可领用。

（3）对于危险化学品的领用必须双人（领用人、监管人）负责。各实验室的使用应根据具体需求，精确地计算用量，领用当天使用完毕，严禁存放在实验室。

（4）实验室因实验需要不得不存放的危险品必须存放在条件完备的专用贮存室（柜）内，物品摆放应当符合有关安全规定，并根据物品的种类、性质，设置相应的通风、防火、报警、灭火等安全设施，指定两名专人双人双锁管理，只有两人同时到场才能取出使用，并认真写明用途、用量、日期等登记工作。

（5）学生实验使用危险化学品时，必须在教师的指导下进行，防止丢失、污染、中毒和其他事故发生，并作好记录。

（6）实验人员在完成实验后，必须将剩余危险化学品立即退回危险化学品管理处，不得私自存放危险品。严禁将危险品带出工作场所。严禁私自转让、赠送、出售、划拨危险品。

（7）发现危险品丢失、被盗或存在安全事故隐患时，应及时报告有关部门。

（8）实验室对师生定期进行安全教育和培训，定期进行安全检查，消除安全隐患，防止事故发生，一旦发生事故要及时采取措施处理，并认真做好善后工作。

五、废弃物收集管理规定

（1）遵守《危险化学品安全管理条例》和《中华人民共和国固体废物污染环境防治法》等相关法律、法规，规范和加强实验室废弃物处理工作的管理，防止实验废弃物污染、危害环境，保障人类健康。

（2）实验室管理员及负责人作为本实验室废弃物管理工作的责任人，要重视和加强对有关实验人员及学生的环保教育和培训，强化实验室废弃物的管理工作，确保各项措施落实到位，同时要做好本实验室废弃物的收集、存放、移交工作。

（3）实验室产生的废弃物要做到科学收集，安全贮存，按规定处置，绝不允许随意丢弃和乱堆乱放，严禁将废弃物混入生活垃圾。

（4）实验室必须配置废弃物存放柜（箱、桶、架），有毒废弃物和无毒废弃物分别存放，并设有明显的警示标志，存放地点在实验室内，要做到安全、牢固、远离火源、水源。

（5）为便于安全处置实验废弃物，防止发生各类安全事故，实验室工作人员应严格遵守"分类贮存"的原则，对各类不同的实验废弃物进行分门别类包装和按类临时存放，不相容的物质应分开存放，以防发生危险，易碎包装物和容器按性质存放在木箱或牢固的纸箱中，并加装填充物，防止搬运过程中发生危险。

（6）对于固体实验废弃物，实验室应用塑料袋、纸箱等物包装，确保密闭，并贴上标签，注明废弃物的名称、重（数）量等。

直接盛装液体废弃物的容器应满足以下要求：容器的材质须与废弃物相容（不互相反应）；容器须完好无损，封口严紧，防止在搬运和运输过程中泄漏、遗撒；每个容器上都须粘贴明显的标签，注明废弃物的名称、重（数）量等；凡盛装液体废弃物的容器都必须留有适量的空间，不能超过容量的90%。

（7）设立专门的实验室废弃物存放处，暂时存放全校的实验室废弃物，各实验室应填写实验室废弃物移交清单，在清单上注明废弃物的名称、剂量单位、重（数）量等，做好汇总，并在规定的时间内将实验废弃物安全地移送至规定的集中收集点进行移交。

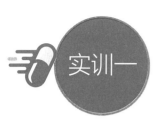

实训一 氯化钠中硫酸盐、铁盐、重金属及砷盐等一般杂质的检查

 素质目标

1. 培养学生树立救死扶伤、患者第一的医药理念。
2. 提高学生药品质量与药学服务观念意识。
3. 培养学生认真细致、实事求是的实验态度与工作作风。
4. 培养学生热爱劳动、讲究卫生的习惯。

 知识目标

1. 熟悉药物中一般杂质的检查方法。
2. 掌握硫酸盐、铁盐、重金属及砷盐的检查原理。
3. 掌握对照法与灵敏度法的区别。

 岗位目标

1. 正确进行对照法检查。
2. 正确使用检砷器。
3. 正确使用纳氏比色管。
4. 正确填写检品原始记录。
5. 正确出具检品检验报告书。

氯化钠的质量标准

（备注：标准来源《中华人民共和国药典》2020 年版二部）

> **氯化钠**
> **Lühuana**
> **Sodium Chloride**

NaCl 58.44

本品按干燥品计算，含氯化钠（NaCl）不得少于 99.5%。

【性状】本品为无色、透明的立方形结晶或白色结晶性粉末；无臭。本品在水中易溶，在乙醇中几乎不溶。

【鉴别】本品显钠盐与氯化物的鉴别反应（通则 0301）。

【检查】**酸碱度** 取本品 5.0g，加水 50ml 溶解后，加溴麝香草酚蓝指示液 2 滴，如显黄色，加氢氧化钠滴定液（0.02mol/L）0.10ml，应变为蓝色；如显蓝色或绿色，加盐酸滴定液（0.02mol/L）0.20ml，应变为黄色。

溶液的澄清度与颜色 取本品 5.0g，加水 25ml 溶解后，溶液应澄清无色。

碘化物 取本品的细粉 5.0g，置瓷蒸发皿内，滴加新配制的淀粉混合液（取可溶性淀粉 0.25g，加水 2ml，搅匀，再加沸水至 25ml，随加随搅拌，放冷，加 0.025mol/L 硫酸溶液 2ml、亚硝酸钠试液 3 滴与水 25ml，混匀）适量使晶粉湿润，置日光下（或日光灯下）观察，5 分钟内晶粒不得显蓝色痕迹。

溴化物 照紫外 - 可见分光光度法（通则 0401）测定。

供试品溶液 取本品 2.0g，置 100ml 量瓶中，加水溶解并稀释至刻度，摇匀，精密量取 5ml，置 10ml 比色管中，加苯酚红混合液〔取硫酸铵 25mg，加水 235ml，加 2mol/L 氢氧化钠溶液 105ml，加 2mol/L 醋酸溶液 135ml，摇匀，加苯酚红溶液（取苯酚红 33mg，加 2mol/L 氢氧化钠溶液 1.5ml，加水溶解并稀释至 100ml，摇匀）25ml，摇匀，必要时，调节 pH 值至 4.7〕2.0ml 和 0.01% 氯胺 T 溶液（临用新制）1.0ml，立即混匀，准确放置 2 分钟，加 0.1mol/L 硫代硫酸钠溶液 0.15ml，用水稀释至刻度，摇匀。

对照溶液 取标准溴化钾溶液（取在 105℃ 干燥至恒重的溴化钾 30mg，精密称定，置 100ml 量瓶中，加水溶解并稀释至刻度，摇匀，精密量取 1ml，置 100ml 量瓶中，用水稀释至刻度，摇匀。每 1ml 相当于 2μg 的 Br）5.0ml，置 10ml 比色管中，自 "加苯酚红混合液" 起，制备方法同供试品溶液。

测定法 取供试品溶液与对照溶液，以水为空白，在 590nm 波长处分别测定吸光度。

限度 供试品溶液的吸光度不得大于对照溶液的吸光度（0.01%）。

硫酸盐 取本品 5.0g，依法检查（通则 0802），与标准硫酸钾溶液 1.0ml 制成的对照液比较，不得更浓（0.002%）。

亚硝酸盐 取本品 1.0g，置 10ml 量瓶中，加水溶解并稀释至刻度，照紫外 - 可见分光光度法（通则 0401），在 354nm 的波长处测定吸光度，不得过 0.01。

磷酸盐 取本品 0.40g，加水溶解并稀释至 100ml，加钼酸铵硫酸溶液［取钼酸铵 2.5g，加水 20ml 使溶解，加硫酸溶液（56 → 100）50ml，用水稀释至 100ml，摇匀］4ml，加新配制的氯化亚锡盐酸溶液［取酸性氯化亚锡试液 1ml，加盐酸溶液（18 → 100）10ml，摇匀］0.1ml，摇匀，放置 10 分钟，如显色，与标准磷酸盐溶液（精密称取在 105℃干燥 2 小时的磷酸二氢钾 0.716g，置 1000ml 量瓶中，加水溶解并稀释至刻度，摇匀，精密量取 1ml，置 100ml 量瓶中，用水稀释至刻度，摇匀，即得。每 1ml 相当于 $5\mu g$ 的 PO_4）2.0ml 用同一方法制成的对照液比较，不得更深（0.0025%）。

亚铁氰化物 取本品 2.0g，加水 6ml，超声使溶解，加混合液［取硫酸铁铵溶液（取硫酸铁铵 1g，加 0.05 moL/L 硫酸溶液 100ml 使溶解）5ml 与 1% 硫酸亚铁溶液 95ml，混匀］0.5ml，摇匀，10 分钟内不得显蓝色。

干燥失重 取本品，在 105℃干燥至恒重，减失重量不得过 0.5%（通则 0831）。

铝盐（供制备血液透析液、血液过滤液或腹膜透析液用） 照荧光分光光度法（通则 0405）测定。

供试品溶液 取本品 20.0g，加水 100ml 溶解，再加入醋酸 - 醋酸铵缓冲液（pH6.0）10ml。将上述溶液移至分液漏斗中，加入 0.5% 的 8- 羟基喹啉三氯甲烷溶液提取三次（20ml、20ml、10ml），合并提取液，置 50ml 量瓶中，加三氯甲烷至刻度，摇匀。

对照溶液 取铝标准溶液［精密量取铝单元素标准溶液适量，用 2% 硝酸溶液定量稀释制成每 1ml 中含铝（Al）$2\mu g$ 的溶液］2.0ml，加水 98ml 和醋酸 - 醋酸铵缓冲液（pH6.0）10ml。自"将上述溶液移至分液漏斗中"起，制备方法同供试品溶液。

空白溶液 量取醋酸 - 醋酸铵缓冲液（pH6.0）10ml，加水 100ml。自"将上述溶液移至分液漏斗中"起，制备方法同供试品溶液。

测定法 取上述三种溶液，在激发波长 392nm、发射波长 518nm 处分别测定荧光强度。

限度 供试品溶液的荧光强度应不大于对照溶液的荧光强度（0.000 02%）。

钡盐 取本品 4.0g，加水 20ml 溶解后，滤过，滤液分为两等份，一份中加稀硫酸 2ml，另一份中加水 2ml，静置 15 分钟，两液应同样澄清。

钙盐 取本品 2.0g，加水 10ml 使溶解，加氨试液 1ml，摇匀，加草酸铵试液 1ml，5 分钟内不得发生浑浊。

镁盐 取本品 1.0g，加水 20ml 使溶解，加氢氧化钠试液 2.5ml 与 0.05% 太坦黄溶液 0.5ml，摇匀；生成的颜色与标准镁溶液（精密称取在 800℃炽灼至恒重的氧化镁 16.58mg，加盐酸 2.5ml 与水适量使溶解成 1000ml，摇匀）1.0ml 用同一方法制成的对照液比较，不得更深（0.001%）。

钾盐 取本品 5.0g，加水 20ml 溶解后，加稀醋酸 2 滴，加四苯硼钠溶液（取四苯硼钠 1.5g，置乳钵中，加水 10ml 研磨后，再加水 40ml，研匀，用致密的滤纸滤过，即得）2ml，加水使成 50ml，如显浑浊，与标准硫酸钾溶液 12.3ml 用同一方法制成的对照液比较，不得更浓（0.02%）。

铁盐 取本品 5.0g，依法检查（通则 0807），与标准铁溶液 1.5ml 制成的对照液比较，不得更深（0.0003%）。

重金属 取本品5.0g，加水20ml溶解后，加醋酸盐缓冲液（pH3.5）2ml与水适量使成25ml，依法检查（通则0821第一法），含重金属不得过百万分之二。

砷盐 取本品5.0g，加水23ml溶解后，加盐酸5ml，依法检查（通则0822第一法），应符合规定（0.00004%）。

【含量测定】取本品约0.12g，精密称定，加水50ml溶解后，加2%糊精溶液5ml、2.5%硼砂溶液2ml与荧光黄指示液5～8滴，用硝酸银滴定液（0.1mol/L）滴定。每1ml硝酸银滴定液（0.1mol/L）相当于5.844mg的NaCl。

【类别】电解质补充药。

【贮藏】密封保存。

【制剂】（1）生理氯化钠溶液　（2）氯化钠注射液
　　　　（3）浓氯化钠注射液　（4）复方氯化钠注射液

氯化钠中一般杂质的检查方法

（备注：标准来源《中华人民共和国药典》2020 年版四部）

0801 氯化物检查法

除另有规定外，取各品种项下规定量的供试品，加水溶解使成 25ml（溶液如显碱性，可滴加硝酸使成中性），再加稀硝酸 10ml；溶液如不澄清，应滤过；置 50ml 纳氏比色管中，加水使成约 40ml，摇匀，即得供试品溶液。另取该品种项下规定量的标准氯化钠溶液，置 50ml 纳氏比色管中，加稀硝酸 10ml，加水使成 40ml，摇匀，即得对照溶液。于供试品溶液与对照溶液中，分别加入硝酸银试液 1.0ml，用水稀释使成 50ml，摇匀，在暗处放置 5 分钟，同置黑色背景上，从比色管上方向下观察、比较，即得。

供试品溶液如带颜色，除另有规定外，可取供试品溶液两份，分别置 50ml 纳氏比色管中，一份中加硝酸银试液 1.0ml，摇匀，放置 10 分钟，如显浑浊，可反复滤过，至滤液完全澄清，再加规定量的标准氯化钠溶液与水适量使成 50ml，摇匀，在暗处放置 5 分钟，作为对照溶液；另一份中加硝酸银试液 1.0ml 与水适量使成 50ml，摇匀，在暗处放置 5 分钟，按上述方法与对照溶液比较，即得。

标准氯化钠溶液的制备 称取氯化钠 0.165g，置 1000ml 量瓶中，加水适量使溶解并稀释至刻度，摇匀，作为贮备液。

临用前，精密量取贮备液 10ml，置 100ml 量瓶中，加水稀释至刻度，摇匀，即得（每 1ml 相当于 10μg 的 Cl）。

【附注】用滤纸滤过时，滤纸中如含有氯化物，可预先用含有硝酸的水溶液洗净后使用。

0802 硫酸盐检查法

除另有规定外，取各品种项下规定量的供试品，加水溶解使成约 40ml（溶液如显碱性，可滴加盐酸使成中性）；溶液如不澄清，应滤过；置 50ml 纳氏比色管中，加稀盐酸 2ml，摇匀，即得供试品溶液。另取该品种项下规定量的标准硫酸钾溶液，置 50ml 纳氏比色管中，加水使成约 40ml，加稀盐酸 2ml，摇匀，即得对照溶液。于供试品溶液与对照溶液中，分别加入 25% 氯化钡溶液 5ml，用水稀释至 50ml，充分摇匀，放置 10 分钟，同置黑色背景上，从比色管上方向下观察、比较，即得。

供试品溶液如带颜色，除另有规定外，可取供试品溶液两份，分别置 50ml 纳氏比色管中，一份中加 25% 氯化钡溶液 5ml，摇匀，放置 10 分钟，如显浑浊，可反复滤过，至滤液完全澄清，再加规定量的标准硫酸钾溶液与水适量使成 50ml，摇匀，放置 10 分钟，作为对照溶液；另一份中加 25% 氯化钡溶液 5ml 与水适量使成 50ml，摇匀，放置 10 分钟，按上述方法与对照溶液比较，即得。

标准硫酸钾溶液的制备 称取硫酸钾 0.181g，置 1000ml 量瓶中，加水适量使溶解并稀释至刻度，摇匀，即得（每 1ml 相当于 100μg 的 SO_4）。

0807 铁盐检查法

除另有规定外，取各品种项下规定量的供试品，加水溶解使成 25ml，移置 50ml 纳氏比色管中，加稀盐酸 4ml 与过硫酸铵 50mg，用水稀释使成 35ml 后，加 30% 硫氰酸铵溶液 3ml，再加水适量稀释成 50ml，摇匀；如显色，立即与标准铁溶液一定量制成的对照溶液（取该品种项下规定量的标准铁溶液，置 50ml 纳氏比色管中，加水使成 25ml，加稀盐酸 4ml 与过硫酸铵 50mg，用水稀释使成 35ml，加 30% 硫氰酸铵溶液 3ml，再加水适量稀释成 50ml，摇匀）比较，即得。

如供试管与对照管色调不一致时，可分别移至分液漏斗中，各加正丁醇 20ml 提取，俟分层后，将正丁醇层移置 50ml 纳氏比色管中，再用正丁醇稀释至 25ml，比较，即得。

标准铁溶液的制备 称取硫酸铁铵 $[FeNH_4(SO_4)_2 \cdot 12H_2O]$ 0.863g，置 1000ml 量瓶中，加水溶解后，加硫酸 2.5ml，用水稀释至刻度，摇匀，作为贮备液。临用前，精密量取贮备液 10ml，置 100ml 量瓶中，加水稀释至刻度，摇匀，即得（每 1ml 相当于 10μg 的 Fe）。

0821 重金属检查法

本法所指的重金属系指在规定实验条件下能与硫代乙酰胺或硫化钠作用显色的金属杂质。

标准铅溶液的制备 称取硝酸铅 0.1599g，置 1000ml 量瓶中，加硝酸 5ml 与水 50ml 溶解后，用水稀释至刻度，摇匀，作为贮备液。

精密量取贮备液 10ml，置 100ml 量瓶中，加水稀释至刻度，摇匀，即得（每 1ml 相当于 10μg 的 Pb）。本液仅供当日使用。

配制与贮存用的玻璃容器均不得含铅。

第一法

除另有规定外，取 25ml 纳氏比色管三支，甲管中加标准铅溶液一定量与醋酸盐缓冲液（pH3.5）2ml 后，加水或各品种项下规定的溶剂稀释成 25ml，乙管中加入按各品种项下规定的方法制成的供试品溶液 25ml，丙管中加入与乙管相同重量的供试品，加配制供试品溶液的溶剂适量使溶解，再加与甲管相同量的标准铅溶液与醋酸盐缓冲液（pH3.5）2ml 后，用溶剂稀释成 25ml；若供试品溶液带颜色，可在甲管中滴加少量的稀焦糖溶液或其他无干扰的有色溶液，使之与乙管、丙管一致；再在甲、乙、丙三管中分别加硫代乙酰胺试液各 2ml，摇匀，放置 2 分钟，同置白纸上，自上向下透视，当丙管中显出的颜色不浅于甲管时，乙管中显示的颜色与甲管比较，不得更深。如丙管中显出的颜色浅于甲管，应取样按第二法重新检查。

如在甲管中滴加稀焦糖溶液或其他无干扰的有色溶液，仍不能使颜色一致时，应取样按第二法检查。

供试品如含高铁盐影响重金属检查时，可在甲、乙、丙三管中分别加入相同量的维生素 C 0.5 ~ 1.0g，再照上述方法检查。

配制供试品溶液时，如使用的盐酸超过 1ml，氨试液超过 2ml，或加入其他试剂进行处理者，除另有规定外，甲管溶液应取同样同量的试剂置瓷皿中蒸干后，加醋酸盐缓冲液（pH3.5）2ml 与水 15ml，微热溶解后，移置纳氏比色管中，加标准铅溶液一定量，再用水或各品种项下规定的溶剂稀释成 25ml。

第二法

除另有规定外，当需改用第二法检查时，取各品种项下规定量的供试品，按炽灼残渣检查法（通则 0841）进行炽灼处理，然后取遗留的残渣；或直接取炽灼残渣项下遗留的残渣；如供试品为溶液，则取各品种项下规定量的溶液，蒸发至干，再按上述方法处理后取遗留的残渣；加硝酸 0.5ml，蒸干，至氧化氮蒸气除尽后（或取供试品一定量，缓缓炽灼至完全炭化，放冷，加硫酸 0.5 ～ 1ml，使恰湿润，用低温加热至硫酸除尽后，加硝酸 0.5ml，蒸干，至氧化氮蒸气除尽后，放冷，在 500 ～ 600℃炽灼使完全灰化），放冷，加盐酸 2ml，置水浴上蒸干后加水 15ml，滴加氨试液至对酚酞指示液显微粉红色，再加醋酸盐缓冲液（pH3.5）2ml，微热溶解后，移置纳氏比色管中，加水稀释成 25ml，作为乙管；另取配制供试品溶液的试剂，置瓷皿中蒸干后，加醋酸盐缓冲液（pH3.5）2ml 与水 15ml，微热溶解后，移置纳氏比色管中，加标准铅溶液一定量，再用水稀释成 25ml，作为甲管；再在甲、乙两管中分别加硫代乙酰胺试液各 2ml，摇匀，放置 2 分钟，同置白纸上，自上向下透视，乙管中显出的颜色与甲管比较，不得更深。

第三法

除另有规定外，取供试品适量，加氢氧化钠试液 5ml 与水 20ml 溶解后，置纳氏比色管中，加硫化钠试液 5 滴，摇匀，与一定量的标准铅溶液同样处理后的颜色比较，不得更深。

0822 砷盐检查法

标准砷溶液的制备　称取三氧化二砷 0.132g，置 1000ml 量瓶中，加 20% 氢氧化钠溶液 5ml 溶解后，用适量的稀硫酸中和，再加稀硫酸 10ml，用水稀释至刻度，摇匀，作为贮备液。

临用前，精密量取贮备液 10ml，置 1000ml 量瓶中，加稀硫酸 10ml，用水稀释至刻度，摇匀，即得（每 1ml 相当于 1μg 的 As）。

第一法（古蔡氏法）

仪器装置　如图 1 所示。A 为 100ml 标准磨口锥形瓶；B 为中空的标准磨口塞，上连导气管 C（外径 8.0mm，内径 6.0mm），全长约 180mm；D 为具孔的有机玻璃旋塞，其上部为圆形平面，中央有一圆孔，孔径与导气管 C 的内径一致，其下部孔径与导气管 C 的外径相适应，将导气管 C 的顶端套入旋塞下部孔内，并使管壁与旋塞的圆孔相吻合，黏合固定；E 为中央具有圆孔（孔径 6.0mm）的有机玻璃旋塞盖，与 D 紧密吻合。

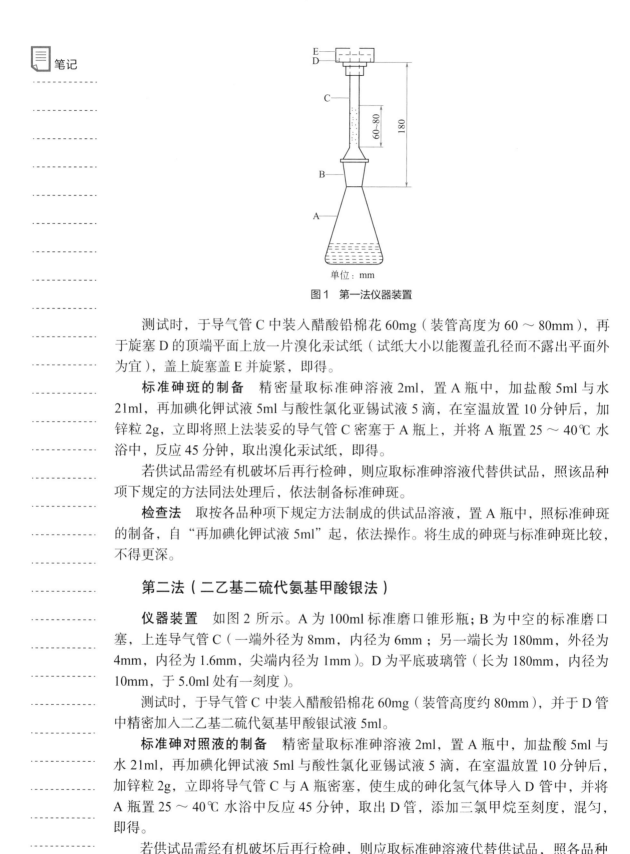

单位：mm

图 1　第一法仪器装置

测试时，于导气管 C 中装入醋酸铅棉花 60mg（装管高度为 60 ～ 80mm），再于旋塞 D 的顶端平面上放一片溴化汞试纸（试纸大小以能覆盖孔径而不露出平面外为宜），盖上旋塞盖 E 并旋紧，即得。

标准砷斑的制备　精密量取标准砷溶液 2ml，置 A 瓶中，加盐酸 5ml 与水 21ml，再加碘化钾试液 5ml 与酸性氯化亚锡试液 5 滴，在室温放置 10 分钟后，加锌粒 2g，立即将照上法装妥的导气管 C 密塞于 A 瓶上，并将 A 瓶置 25 ～ 40℃ 水浴中，反应 45 分钟，取出溴化汞试纸，即得。

若供试品需经有机破坏后再行检砷，则应取标准砷溶液代替供试品，照该品种项下规定的方法同法处理后，依法制备标准砷斑。

检查法　取按各品种项下规定方法制成的供试品溶液，置 A 瓶中，照标准砷斑的制备，自"再加碘化钾试液 5ml"起，依法操作。将生成的砷斑与标准砷斑比较，不得更深。

第二法（二乙基二硫代氨基甲酸银法）

仪器装置　如图 2 所示。A 为 100ml 标准磨口锥形瓶；B 为中空的标准磨口塞，上连导气管 C（一端外径为 8mm，内径为 6mm；另一端长为 180mm，外径为 4mm，内径为 1.6mm，尖端内径为 1mm）。D 为平底玻璃管（长为 180mm，内径为 10mm，于 5.0ml 处有一刻度）。

测试时，于导气管 C 中装入醋酸铅棉花 60mg（装管高度约 80mm），并于 D 管中精密加入二乙基二硫代氨基甲酸银试液 5ml。

标准砷对照液的制备　精密量取标准砷溶液 2ml，置 A 瓶中，加盐酸 5ml 与水 21ml，再加碘化钾试液 5ml 与酸性氯化亚锡试液 5 滴，在室温放置 10 分钟后，加锌粒 2g，立即将导气管 C 与 A 瓶密塞，使生成的砷化氢气体导入 D 管中，并将 A 瓶置 25 ～ 40℃ 水浴中反应 45 分钟，取出 D 管，添加三氯甲烷至刻度，混匀，即得。

若供试品需经有机破坏后再行检砷，则应取标准砷溶液代替供试品，照各品种项下规定的方法同法处理后，依法制备标准砷对照液。

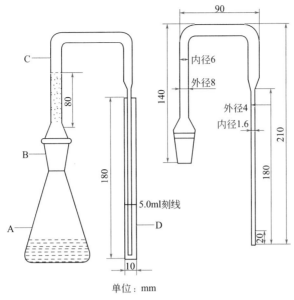

单位：mm

图2 第二法仪器装置

检查法 取照各品种项下规定方法制成的供试品溶液，置 A 瓶中，照标准砷对照液的制备，自"再加碘化钾试液 5ml"起，依法操作。将所得溶液与标准砷对照液同置白色背景上，从 D 管上方向下观察、比较，所得溶液的颜色不得比标准砷对照液更深。必要时，可将所得溶液转移至 1 cm 吸收池中，照紫外 - 可见分光光度法（通则 0401）在 510nm 波长处以二乙基二硫代氨基甲酸银试液作空白，测定吸光度，与标准砷对照液按同法测得的吸光度比较，即得。

【附注】（1）所用仪器和试液等照本法检查，均不应生成砷斑，或至多生成仅可辨认的斑痕。

（2）制备标准砷斑或标准砷对照液，应与供试品检查同时进行。

（3）本法所用锌粒应无砷，以能通过一号筛的细粒为宜，如使用的锌粒较大时，用量应酌情增加，反应时间亦应延长为 1 小时。

（4）醋酸铅棉花系取脱脂棉 1.0g，浸入醋酸铅试液与水的等容混合液 12ml 中，湿透后，挤压除去过多的溶液，并使之疏松，在 100℃以下干燥后，贮于玻璃塞瓶中备用。

0831 干燥失重测定法

取供试品，混合均匀（如为较大的结晶，应先迅速捣碎使成 2mm 以下的小粒），取约 1g 或各品种项下规定的重量，置与供试品相同条件下干燥至恒重的扁形称量瓶中，精密称定，除另有规定外，在 105℃干燥至恒重。由减失的重量和取样量计算供试品的干燥失重。

供试品干燥时，应平铺在扁形称量瓶中，厚度不可超过 5mm，如为疏松物质，厚度不可超过 10mm。放入烘箱或干燥器进行干燥时，应将瓶盖取下，置称量瓶旁，或将瓶盖半开进行干燥；取出时，须将称量瓶盖好。置烘箱内干燥的供试品，应在干燥后取出置干燥器中放冷，然后称定重量。

　　供试品如未达规定的干燥温度即融化时，除另有规定外，应先将供试品在低于熔化温度 5～10℃的温度下干燥至大部分水分除去后，再按规定条件干燥。生物制品应先将供试品于较低的温度下干燥至大部分水分除去后，再按规定条件干燥。

　　当用减压干燥器（通常为室温）或恒温减压干燥器（温度应按各品种项下的规定设置。生物制品除另有规定外，温度为 60℃）时，除另有规定外，压力应在 2.67kPa（20mmHg）以下。干燥器中常用的干燥剂为五氧化二磷、无水氯化钙或硅胶；恒温减压干燥器中常用的干燥剂为五氧化二磷。应及时更换干燥剂，使其保持在有效状态。

氯化钠中一般杂质检查解析

学生自行整理

1. 硫酸盐的检查原理及操作流程（画出流程图）

2. 铁盐的检查原理及操作流程（画出流程图）

3. 重金属检查原理及操作流程（画出流程图）

4. 砷盐的检查原理及操作流程（画出流程图）

检品原始记录

笔记

【检验项目基本信息】

检品名称			
批号		有效期	
包装规格		包装情况	
生产单位或产地		供样单位	
检品数量		检验项目	
检验目的		取样日期	
检验日期		报告日期	
检验依据			

【检查】

检验日期：_____   温度（$t/℃$）：_____   湿度（$RH/\%$）：_____

硫酸盐

[主要仪器与试药或试液]

玻璃仪器与规格：_____

分析仪器与型号：_____

试药或试液：_____

[检验过程]

1. 供试品溶液制备　取本品_____g（仪器名称：_____），置_____ml 纳氏比色管中，加水使其_____（填写样品状态）后，总体积约为 40ml（仪器名称与规格：_____），加稀盐酸 2ml（仪器名称与规格：_____），摇匀，即得。

2. 对照品溶液制备　取标准液：_____（浓度：_____）ml（仪器名称与规格_____），置_____ml 纳氏比色管中，加稀盐酸 2ml（仪器名称与规格：_____），摇匀，即得。

3. 检查　于供试品溶液与对照溶液中，分别（注意两管要_____操作）加入 25% 氯化钡溶液 5ml（仪器名称与规格_____），用水稀释至 50ml，充分摇匀，放置 10 分钟，同置_____背景上，从比色管_____（观察方向）观察、比较，即得。

注：若重复测定，数据记录于下。

_____

_____

[标准规定]

与标准硫酸钾溶液 1.0ml 制成的对照液比较，不得更浓（0.002%）。

[检测结果]

_____

_____

结果：　　□符合规定　　　　　□不符合规定

检验人：_____　　　　检验日期：_____

复核人：_____　　　　复核日期：_____

铁盐

[主要仪器与试药或试液]

玻璃仪器与规格：_____

分析仪器与型号：_____

试药或试液：_____

[检验过程]

1. 供试品溶液制备　取本品_____g（仪器名称：_____），置_____ml 纳氏比色管中，加水使其_____（填写样品状态）后，总体积约为 25ml 摇匀，即得。

2. 对照品溶液制备　取标准液：_____（浓度：_____）_____ml（仪器名称与规格：_____），置_____ml 纳氏比色管中，加水使其总体积约为 25ml，摇匀，即得。

3. 检查　于供试品溶液与对照品溶液中（注意两管要_____操作），分别加入稀盐酸 4ml（仪器名称与规格：_____），过硫酸铵 50mg（仪器名称：_____），加水使其稀释至 35ml，加 30% 硫氰酸铵 3ml，再加水使其至 50ml，若显色，同置_____背景上，从比色管_____（观察方向）观察、比较，即得。

注：若重复测定，数据记录于下。

_____

_____

[标准规定]

与标准铁溶液 1.5ml 制成的对照液比较，不得更浓（0.0003%）。

[检测结果]

_____

_____

结果：　□符合规定　　　　　□不符合规定

检验人：_____　　　检验日期：_____

复核人：_____　　　复核日期：_____

重金属

[主要仪器与试药或试液]

玻璃仪器与规格：_____

分析仪器与型号：_____

试药或试液：_____

[检验过程（第一法）]

1. 取三支_____ml 纳氏比色管，分别标记为_____、_____、_____。

2. 甲管　对照品管：取标准液：_____（浓度：_____）_____ml（仪器名称与规格：_____），置纳氏比色管中，加醋酸盐缓冲液（pH_____）2ml，再加水适量，使总体积为 25ml，摇匀，即得。

3. 乙管　供试品管：取本品_____g，置纳氏比色管中，加水 20ml 使其_____（样品状态）后，加醋酸盐缓冲液（pH_____）2ml，再加水适量，使总体积为 25ml，摇匀，即得。

4. 丙管　对照品 + 供试品管：取本品_____g（仪器名称：_____），标准铅溶液_____ml，置纳氏比色管中，加水适量，使本品溶解后，加醋酸盐缓冲液（pH_____）2ml，再加水适量，使总体积为 25ml，摇匀，即得。

5. 检查　于甲、乙、丙管中（注意各管要_____操作），分别加入硫代乙酰胺试液各 2ml，摇匀，放置 2 分钟，同置_____背景上，从比色管_____（观察方向）观察、比较。

注：若重复测定，数据记录于下。

_____

_____

[标准规定]

1. 当丙管中显出的颜色不浅于甲管时，乙管中显示的颜色与甲管比较，不得更深。

2. 如丙管中显出的颜色浅于甲管，应取样按第二法重新检查。

3. 含重金属不得过百万分之二。

[检测结果]

_____

_____

结果：　　□符合规定　　　　　□不符合规定

检验人：_____　　　　检验日期：_____

复核人：_____　　　　复核日期：_____

砷盐

[主要仪器与试药或试液]

玻璃仪器与规格:＿＿＿＿＿＿＿＿＿＿＿＿＿＿＿＿＿＿＿＿＿＿＿

分析仪器与型号:＿＿＿＿＿＿＿＿＿＿＿＿＿＿＿＿＿＿＿＿＿＿＿

试药或试液:＿＿＿＿＿＿＿＿＿＿＿＿＿＿＿＿＿＿＿＿＿＿＿＿＿

[检验过程（第一法）]

取两支检砷器,分别标记为＿＿＿＿＿＿＿＿＿＿＿、＿＿＿＿＿＿＿＿＿＿＿。

1. 搭建检砷器　取 60mg 的醋酸棉花撕成疏松状,每次少量用小玻棒或铁丝轻而均匀地装入导气管,装置高度为 60～80mm。用镊子取出一片溴化汞试纸（试纸大小以能覆盖孔径而不露出平面外为宜）,置旋塞顶平面上,盖住孔径,旋紧旋塞。

2. 标准检砷瓶准备　取标准液:＿＿＿＿＿＿＿（浓度:＿＿＿＿＿＿＿）＿＿＿＿＿＿＿ml（仪器名称与规格:＿＿＿＿＿＿＿）,置检砷瓶中,加浓盐酸 5ml 与水 21ml,摇匀即得。

3. 供试品检砷瓶准备　取本品＿＿＿＿＿＿＿g（仪器名称:＿＿＿＿＿＿＿）,置检砷瓶中,加水 23ml 使其＿＿＿＿＿＿＿（样品状态）后,加浓盐酸 5ml,摇匀即得。

4. 检查　于标准检砷瓶和供试品检砷瓶中（注意各管要＿＿＿＿＿＿＿操作）,分别加入碘化钾试液 5ml 与酸性氯化亚锡试液 5 滴,在室温放置 10 分钟（实际放置时间:＿＿＿＿＿＿＿）后,加锌粒 2g（仪器名称:＿＿＿＿＿＿＿）,立即将已装好醋酸铅棉花及溴化汞试纸的导气管密塞于检砷瓶上,并将检砷瓶放置 25～40℃水浴中（实际水浴温度:＿＿＿＿＿＿＿）,反应 45 分钟（实际反应时间:＿＿＿＿＿＿＿）,取出溴化汞试纸,观察标准砷斑和供试品砷斑颜色。

注:若重复测定,数据记录于下。

＿＿＿＿＿＿＿＿＿＿＿＿＿＿＿＿＿＿＿＿＿＿＿＿＿＿＿＿＿＿＿＿＿

＿＿＿＿＿＿＿＿＿＿＿＿＿＿＿＿＿＿＿＿＿＿＿＿＿＿＿＿＿＿＿＿＿

[标准规定]

供试品砷斑与标准砷斑比较,颜色不得更深（0.00004%）。

[检测结果]

＿＿＿＿＿＿＿＿＿＿＿＿＿＿＿＿＿＿＿＿＿＿＿＿＿＿＿＿＿＿＿＿＿

＿＿＿＿＿＿＿＿＿＿＿＿＿＿＿＿＿＿＿＿＿＿＿＿＿＿＿＿＿＿＿＿＿

结果:　　□符合规定　　　　□不符合规定

检验人:＿＿＿＿＿＿＿　　　检验日期:＿＿＿＿＿＿＿

复核人:＿＿＿＿＿＿＿　　　复核日期:＿＿＿＿＿＿＿

【检测报告】

检品检验报告书

检验编号：

检品名称		批　号	
规　格		数　量	
送检部门		检验项目	
生产企业或产地		检验日期	
检验目的		报告日期	
检验依据			
检验项目	标准规定		检验结果
结论	本品依据《中国药典》2020年版_____，结果_____规定。		

批准人：　　　　　　　复核人：　　　　　　　检验人：

【注意事项】

1. 限度检查时应遵循平行操作原则，即供试管与对照管的实验条件应尽可能一致，包括实验用具的选择、试剂与试液的量取方法及加入顺序，反应时间长短等。

2. 比色、比浊前应使比色管内试剂充分混匀。比色方法是将两管同置白色背景上，自侧面或自上而下观察；比浊方法是将两管同置于黑色背景上，从上向下垂直观察。所用比色管刻度高低差异不应超过2mm，使用过的比色管应及时清洗、注意不能用毛刷刷洗，可用重铬酸钾洗液浸泡。

3. 一般情况下供试品取样1份进行检查即可。如结果不符合规定或在限度边缘时，应对供试品和对照管各复检2份，方可判定。

4. 砷盐检查

（1）新购置的检砷器在使用前应检查是否符合要求，可将所有检砷器依法制备标准砷斑，所得砷斑应显色一致。同一套仪器应能辨别出标准砷溶液1.5ml与2.0ml所显砷斑的差异。所使用的检砷器和试药应按本法作空白试验，均不得生成砷斑或至多生成仅可辨认的斑痕。

（2）不能使用定性滤纸制备溴化汞试纸，因为所显的砷斑色暗、梯度不规律。

（3）应使用干燥的导气管。

（4）锌粒的大小以通过1号筛为宜，锌粒太大时，用量需酌情增加。

（5）检砷装置应严密不漏气，必要时可在各接头处涂少量熔化的石蜡。

（6）砷斑遇光、热、湿气等即颜色变浅或褪色，因此，砷斑制成后应立即观察比较。

【实训反思】

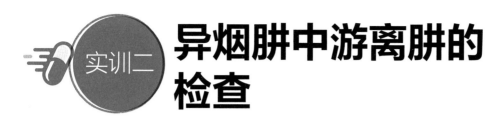

实训二 异烟肼中游离肼的检查

素质目标

1. 培养学生细心的习惯，增强学生的责任心和社会责任感。
2. 培养学生严谨规范、精益求精的工作态度。
3. 培养学生诚实守信的道德观，公平公正的法制观。

知识目标

1. 熟悉药物中特殊杂质的来源。
2. 掌握游离肼的检查原理。
3. 掌握薄层色谱法原理。

岗位目标

1. 正确进行薄层色谱法操作。
2. 正确填写检品原始记录。
3. 正确出具检品检验报告书。

异烟肼的质量标准

（备注：标准来源《中华人民共和国药典》2020 年版二部）

异烟肼

Yiyanjing

Isoniazid

$C_6H_7N_3O$ 　137.14

本品为 4- 吡啶甲酰肼。按干燥品计算，含 $C_6H_7N_3O$ 应为 98.0% ～ 102.0%。

【性状】本品为无色结晶，白色或类白色的结晶性粉末；无臭；遇光渐变质。

本品在水中易溶，在乙醇中微溶，在乙醚中极微溶解。

熔点 本品的熔点（通则 0612）为 170 ～ 173℃。

【鉴别】（1）取本品约 10mg，置试管中，加水 2ml 溶解后，加氨制硝酸银试液 1ml，即发生气泡与黑色浑浊，并在试管壁上生成银镜。

（2）在含量测定项下记录的色谱图中，供试品溶液主峰的保留时间应与对照品溶液主峰的保留时间一致。

（3）本品的红外光吸收图谱应与对照的图谱（光谱集 166 图）一致。

【检查】**酸碱度** 取本品 0.50g，加水 10ml 溶解后，依法测定（通则 0631），pH 值应为 6.0 ～ 8.0。

溶液的澄清度与颜色 取本品 1.0g，加水 10ml 溶解后，溶液应澄清无色；如显浑浊，与 1 号浊度标准液（通则 0902 第一法）比较，不得更浓；如显色，与同体积的对照液（取比色用重铬酸钾液 3.0ml 与比色用硫酸铜液 0.10ml，用水稀释至 250ml）比较，不得更深。

游离肼 照薄层色谱法（通则 0502）试验。

溶剂 丙酮 - 水（1：1）。

供试品溶液 取本品适量，加溶剂溶解并定量稀释制成每 1ml 中约含 0.1g 的溶液。

对照品溶液 取硫酸肼对照品适量，加溶剂溶解并定量稀释制成每 1ml 中约含 80μg（相当于游离肼 20μg）的溶液。

系统适用性溶液 取异烟肼与硫酸肼各适量，加溶剂溶解并稀释制成每 1ml 中分别含异烟肼 0.1g 与硫酸肼 80μg 的混合溶液。

色谱条件 采用硅胶 G 薄层板，以异丙醇 - 丙酮（3：2）为展开剂。

系统适用性要求 系统适用性溶液所显游离肼与异烟肼的斑点应完全分离，游离肼的 R_f 值约为 0.75，异烟肼的 R_f 值约为 0.56。

测定法 吸取供试品溶液、对照品溶液与系统适用性溶液各 5μl，分别点于同一薄层板上，展开，晾干，喷以乙醇制对二甲氨基苯甲醛试液，15 分钟后检视。

限度　在供试品溶液主斑点前方与对照品溶液主斑点相应的位置上，不得显黄色斑点。

有关物质　照高效液相色谱法（通则0512）测定。

供试品溶液　取本品适量，加水溶解并稀释制成每1ml中约含0.5mg的溶液。

对照溶液　精密量取供试品溶液1ml，置100ml量瓶中，用水稀释至刻度，摇匀。

色谱条件　用十八烷基硅烷键合硅胶为填充剂；以0.02moL/L磷酸氢二钠溶液（用磷酸调pH值至6.0）-甲醇（85∶15）为流动相；检测波长为262nm；进样体积10μl。

系统适用性要求　理论板数按异烟肼峰计算不低于4000。

测定法　精密量取供试品溶液与对照溶液分别注入液相色谱仪，记录色谱图至主成分峰保留时间的3.5倍。

限度　供试品溶液色谱图中如有杂质峰，单个杂质峰面积不得大于对照溶液主峰面积的0.35倍（0.35%），各杂质峰面积的和不得大于对照溶液主峰面积（1.0%）。

干燥失重　取本品，在105℃干燥至恒重，减失重量不得过0.5%（通则0831）。

炽灼残渣　取本品1.0g，依法检查（通则0841），遗留残渣不得过0.1%。

重金属　取炽灼残渣项下遗留的残渣，依法检查（通则0821第二法），含重金属不得过百万分之十。

无菌　取本品，用适宜溶剂溶解后，经薄膜过滤法处理，依法检查（通则1101），应符合规定。（供无菌分装用）

【含量测定】照高效液相色谱法（通则0512）测定。

供试品溶液　取本品适量，精密称定，加水溶解并定量稀释制成每1ml中约含0.1mg的溶液。

对照品溶液　取异烟肼对照品适量，精密称定，加水溶解并定量稀释制成每1ml中约含0.1mg的溶液。

色谱条件与系统适用性要求　见有关物质项下。

测定法　精密量取供试品溶液与对照品溶液，分别注入液相色谱仪，记录色谱图。按外标法以峰面积计算。

【类别】抗结核病药。

【贮藏】遮光，严封保存。

【制剂】（1）异烟肼片　（2）注射用异烟肼

异烟肼结构与理化性质解析

学生自行整理

1. 化学结构式

2. 理化性质

检品原始记录

【检验项目基本信息】

检品名称			
批号		有效期	
包装规格		包装情况	
生产单位或产地		供样单位	
检品数量		检验项目	
检验目的		取样日期	
检验日期		报告日期	
检验依据			

【游离肼检查】

检验日期：_____ 温度（t/℃）：_____ 湿度（RH/%）：_____

[检验方法]

照薄层色谱法（通则 0502）试验。

[主要仪器与试药或试液]

玻璃仪器与规格：_____

分析仪器与型号：_____

试药或试液：_____

[检验过程]

1.薄层板准备 取一片薄层板，在距离板底 1 ~ 1.5cm 处用铅笔画出一条浅虚线，并在线上画出三个点，用于点样。示例图如下

2.供试品溶液 取本品适量（实际取_____，仪器名称与规格：_____），置于_____ml 容量瓶中，加丙酮 - 水（1：1）溶解并定量稀释制成浓度为 0.1g/ml 的溶液。

3.对照品溶液 取硫酸肼对照品适量（实际取_____，仪器名称与规格_____），置于_____ml 容量瓶中，加丙酮 - 水（1：1）溶解并定量稀释制成

浓度为 80μg/ml（相当于游离肼 20μg）的溶液。

　　4. 系统适用性溶液　取异烟肼_____g 与硫酸肼_____g，置于_____ml 容量瓶中，加丙酮 - 水（1：1）溶解并稀释制成含 0.1g/ml 异烟肼和 80μg/ml 硫酸肼的混合溶液。

　　检查：于展开缸中倒入_____ml 异丙醇 - 丙酮（3：2）展开剂，盖上盖子，饱和_____min。

　　5. 点样　微量进样器吸取供试品溶液、对照品溶液与系统适用性溶液各 5μl，分别点于已准备好的薄层板上，晾干。

　　6. 展开　将点好样的薄层板置于展开缸中（注意防止点样点浸入展开剂），展开，晾干。

　　7. 检视　向展开后的薄层板喷以乙醇制对二甲氨基苯甲醛试液，15 分钟后检视。

　　8. 比移值测定

$$L_0 \quad R_f = \frac{L_1}{L_0}$$

| | 溶剂前沿 | 异烟肼 | | 硫酸肼 | 系统适应性 | |
		异烟肼	游离肼		异烟肼	硫酸肼
1						
2						
3						
平均值						
比移值						

　　注：若重复测定，数据记录于下。

[标准规定]
供试品溶液主斑点前方与对照品溶液主斑点相应的位置上，不得显黄色斑点。

[检测结果]

笔记

结果： □符合规定　　　　□不符合规定

检验人：_____　　　　检验日期：_____

复核人：_____　　　　复核日期：_____

【检测报告】

检品检验报告书

检验编号：

检品名称		批　　号	
规　　格		数　　量	
送检部门		检验项目	
生产企业或产地		检验日期	
检验目的		报告日期	
检验依据			
检验项目	标准规定		检验结果
结论	本品依据《中国药典》2020年版_____，结果_____规定。		

批准人：　　　　　　　复核人：　　　　　　　检验人：

【注意事项】

1. 在给定条件下，R 值为常数，其值在 $0 \sim 1$ 之间。当 R 值为 0 时，表示化合物在薄层上不随溶剂的扩散而移动，仍在原点位置；当 R 值为 1 时，表示溶质不进入固定相，即表示溶质和溶剂同步移动。

2. 理想的 R 值在 $0.2 \sim 0.8$。

3. 影响 R 值最重要的因素是吸附剂的性质与展开剂的极性和溶解能力。当应用同一种吸附剂和同一种展开系统时，被测物质的 R 值又受下列因素的影响：

（1）展开距离：展开距离最好固定，否则对 R 值也会有影响。展开距离加大时，有些物质 R 值会稍有增加，而有些物质又稍有减少。

（2）展开容器中展开剂蒸气的饱和度：如果展开容器没有被展开剂的蒸气饱和，就可能产生边缘效应，影响 R 值。

（3）点样量：点样量过大时，会使斑点变大，甚至拖尾，R 值也会随之变化。

（4）薄层板含水量：特别是含有黏合剂的薄层板，如干燥不均匀，或因为其他原因使薄层板各部分含水量不一致，会影响 R 值。故薄层板在使用前需要在 110℃ 活化。

（5）展开剂的用量以薄层板浸入的深度距原点 5mm 为宜，切勿倒入过多。若原点浸入展开剂，成分将被展开剂溶解而不能随展开剂在板上分离。薄层展开后，展开剂中各溶剂的比例发生变化，再次使用导致色谱斑点 R 值明显变化、斑点信息量减少，因此展开剂要新鲜配制，不能重复使用。

【实训反思】

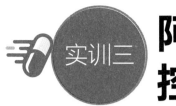

实训三　阿司匹林的质量控制

素质目标

1. 培养学生实事求是、科学严谨的职业素养。
2. 培养学生吃苦耐劳、精益求精的工匠精神。
3. 培养学生发现问题、解决问题的能力以及团队合作的精神。

知识目标

1. 掌握阿司匹林原料药及其片剂的含量测定原理。
2. 掌握酸碱滴定法含量测定的结果计算。
3. 掌握水杨酸的杂质检查方法。

岗位目标

1. 正确使用高效液相色谱仪，并对其进行保养与维护。
2. 正确进行酸碱滴定法操作。
3. 正确填写检品原始记录。
4. 正确出具检品检验报告书。

阿司匹林的质量标准

（备注：标准来源《中华人民共和国药典》2020年版二部）

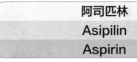

$C_9H_8O_4$ 180.16

本品为2-（乙酰氧基）苯甲酸。按干燥品计算，含 $C_9H_8O_4$ 不得少于99.5%。

【性状】本品为白色结晶或结晶性粉末；无臭或微带醋酸臭；遇湿气即缓缓水解。

本品在乙醇中易溶，在三氯甲烷或乙醚中溶解，在水或无水乙醚中微溶；在氢氧化钠溶液或碳酸钠溶液中溶解，但同时分解。

【鉴别】（1）取本品约0.1g，加水10ml，煮沸，放冷，加三氯化铁试液1滴，即显紫堇色。

（2）取本品约0.5g，加碳酸钠试液10ml，煮沸2分钟后，放冷，加过量的稀硫酸，即析出白色沉淀，并发生醋酸的臭气。

（3）本品的红外光吸收图谱应与对照的图谱（光谱集5图）一致。

【检查】**溶液的澄清度**　取本品0.50g，加温热至约45℃的碳酸钠试液10ml溶解后，溶液应澄清。

游离水杨酸　照高效液相色谱法（通则0512）测定。临用新制。

溶剂　1%冰醋酸的甲醇溶液。

供试品溶液　取本品约0.1g，精密称定，置10ml量瓶中，加溶剂适量，振摇使溶解并稀释至刻度，摇匀。

对照品溶液　取水杨酸对照品约10mg，精密称定，置100ml量瓶中，加溶剂适量使溶解并稀释至刻度，摇匀，精密量取5ml，置50ml量瓶中，用溶剂稀释至刻度，摇匀。

色谱条件　用十八烷基硅烷键合硅胶为填充剂；以乙腈-四氢呋喃-冰醋酸-水（20∶5∶5∶70）为流动相；检测波长为303nm；进样体积10μl。

系统适用性要求　理论板数按水杨酸峰计算不低于5000。阿司匹林峰与水杨酸峰之间的分离度应符合要求。

测定法　精密量取供试品溶液与对照品溶液，分别注入液相色谱仪，记录色谱图。

限度　供试品溶液色谱图中如有与水杨酸峰保留时间一致的色谱峰，按外标法以峰面积计算，不得过0.1%。

易炭化物　取本品0.50g，依法检查（通则0842），与对照液（取比色用氯化钴

笔记

液 0.25ml、比色用重铬酸钾液 0.25ml、比色用硫酸铜液 0.40ml，加水使成 5ml）比较，不得更深。

有关物质 照高效液相色谱法（通则 0512）测定。

溶剂 1% 冰醋酸的甲醇溶液。

供试品溶液 取本品约 0.1g，置 10ml 量瓶中，加溶剂适量，振摇使溶解并稀释至刻度，摇匀。

对照溶液 精密量取供试品溶液 1ml，置 200ml 量瓶中，用溶剂稀释至刻度，摇匀。

水杨酸对照品溶液 见游离水杨酸项下对照品溶液。

灵敏度溶液 精密量取对照溶液 1ml，置 10ml 量瓶中，用溶剂稀释至刻度，摇匀。

色谱条件 用十八烷基硅烷键合硅胶为填充剂；以乙腈 - 四氢呋喃 - 冰醋酸 - 水（20：5：5：70）为流动相 A，乙腈为流动相 B，按下表进行梯度洗脱；检测波长为 276nm；进样体积 10μl。

系统适用性要求 阿司匹林峰的保留时间约为 8 分钟，阿司匹林峰与水杨酸峰之间的分离度应符合要求。灵敏度溶液色谱图中主成分峰高的信噪比应大于 10。

测定法 精密量取供试品溶液、对照溶液、灵敏度溶液与水杨酸对照品溶液，分别注入液相色谱仪，记录色谱图。

限度 供试品溶液色谱图中如有杂质峰，除水杨酸峰外，其他各杂质峰面积的和不得大于对照溶液主峰面积（0.5%），小于灵敏度溶液主峰面积的色谱峰忽略不计。

干燥失重 取本品，置五氧化二磷为干燥剂的干燥器中，在 60℃ 减压干燥至恒重，减失重量不得过 0.5%（通则 0831）。

炽灼残渣 不得过 0.1%（通则 0841）。

重金属 取本品 1.0g，加乙醇 23ml 溶解后，加醋酸盐缓冲液（pH3.5）2ml，依法检查（通则 0821 第一法），含重金属不得过百万分之十。

【含量测定】 取本品约 0.4g，精密称定，加中性乙醇（对酚酞指示液显中性）20ml 溶解后，加酚酞指示液 3 滴，用氢氧化钠滴定液（0.1mol/L）滴定。每 1ml 氢氧化钠滴定液（0.1mol/L）相当于 18.02mg 的 $C_9H_8O_4$。

【类别】解热镇痛、非甾体抗炎药，抗血小板聚集药。

【贮藏】密封，在干燥处保存。

【制剂】（1）阿司匹林片 （2）阿司匹林肠溶片 （3）阿司匹林肠溶胶囊
（4）阿司匹林泡腾片 （5）阿司匹林栓

阿司匹林的结构与理化性质解析

学生自行整理

1. 化学结构式

2. 理化性质

3. 液相色谱使用步骤（可画出流程图）

检品原始记录

【检验项目基本信息】

检品名称			
批号		有效期	
包装规格		包装情况	
生产单位或产地		供样单位	
检品数量		检验项目	
检验目的		取样日期	
检验日期		报告日期	
检验依据			

【杂质检查－游离水杨酸】

检验日期:_____ 温度（$t/℃$）:_____ 湿度（$RH/\%$）:_____

[检验方法]

照高效液相色谱法（通则 0512）测定。临用新制。

[主要仪器与试药或试液]

玻璃仪器与规格:_____

分析仪器与型号:_____

试药或试液:_____

[检验过程]

1. 溶剂 1% 冰醋酸的甲醇溶液（配制方法:_____）。

2. 供试品溶液 取本品_____g（仪器名称:_____），精密称定，置 10ml 量瓶中，加溶剂适量，振摇使溶解并稀释至刻度，摇匀。

3. 对照品溶液 取水杨酸对照品约 10mg，精密称定_____g（仪器名称:_____），置 100ml 量瓶中，加溶剂适量使溶解并稀释至刻度，摇匀，精密量取 5ml（仪器名称与规格:_____），置 50ml 量瓶中，用溶剂稀释至刻度，摇匀。

4. 系统适用性要求 理论板数按水杨酸峰计算不低于 5000（实际是_____）。阿司匹林峰与水杨酸峰之间的分离度应符合要求（要求是_____）。

5. 测定过程:

对照品进样量:_____μl，运行时间:_____min，进样次数:_____次。

供试品进样量:_____μl，运行时间:_____min，进样次数:_____次。

[标准规定]

供试品溶液色谱图中如有与水杨酸峰保留时间一致的色谱峰，按外标法以峰面积计算，不得过 0.1%。

[检测结果]

对照品 色谱保留时间:_____，峰面积:_____，浓度:_____。

供试品 色谱保留时间:_____，峰面积:_____，浓度:_____。

注：若重复测定，数据记录于下。

结果：　　□符合规定　　　　　□不符合规定

检验人：＿＿＿＿＿＿＿　　　　检验日期：＿＿＿＿＿＿＿

复核人：＿＿＿＿＿＿＿　　　　复核日期：＿＿＿＿＿＿＿

附录：色谱图（将检测色谱图附于此处）

【含量测定－阿司匹林原料药】

检验日期：_____ 温度（t/℃）：_____ 湿度（RH/%）：_____

[主要仪器与试药或试液]

玻璃仪器与规格：_____

分析仪器与型号：_____

试药或试液：_____

[检验过程]

精密称定本品_____g（仪器名称：_____），加中性乙醇（对酚酞指示液显中性）20ml溶解后，加酚酞指示液 3 滴，用氢氧化钠滴定液（_____mol/L）滴定，终点颜色变化：_____。

每 1ml 氢氧化钠滴定液（0.1mol/L）相当于 18.02mg 的 $C_9H_8O_4$。

注：若重复测定，数据记录于下。

_____

_____

[标准规定]

按干燥品计算，含量不得少于 99.5%。

[检测结果]

计算过程：

	第一次	第二次	第三次
标示量			
T/（mg/ml）			
F			
m_s/g			
V_0（ml）			
$V_{终}$/ml			
含量/%			
平均含量			

$$含量\% = \frac{T(T_{终} - V_0)F}{m_s \times 1000} \times 100\%$$

结果： □符合规定   □不符合规定

检验人：_____   检验日期：_____

复核人：_____   复核日期：_____

【含量测定－阿司匹林片剂】

检验日期：_____   温度（t/℃）：_____   湿度（RH/%）：_____

[检验方法]

照高效液相色谱法（通则 0512）测定。

溶剂 见游离水杨酸项下。

供试品溶液 取本品 20 片，精密称定，充分研细，精密称取细粉适量（约相当于阿司匹林 10mg），置 100ml 量瓶中，用溶剂强烈振摇使阿司匹林溶解，并用溶剂稀释至刻度，摇匀，滤膜滤过，取续滤液。

对照品溶液 取阿司匹林对照品适量，精密称定，加溶剂振摇使溶解并定量稀释制成每 1ml 中约含 0.1mg 的溶液。

色谱条件 见游离水杨酸项下。检测波长为 276nm。

系统适用性要求 理论板数按阿司匹林峰计算不低于 3000。阿司匹林峰与水杨酸峰之间的分离度应符合要求。

测定法 精密量取供试品溶液与对照品溶液，分别注入液相色谱仪，记录色谱图。按外标法以峰面积计算。

[主要仪器与试药或试液]

玻璃仪器与规格：_____

分析仪器与型号：_____

试药或试液：_____

[检验过程]

1. 供试品溶液 取本品 20 片，精密称定_____g（仪器名称：_____），充分研细，精密称取细粉_____g，置 100ml 量瓶中，用_____溶剂强烈振摇使阿司匹林溶解，并用_____溶剂稀释至刻度，摇匀，滤膜（规格：_____）滤过，取续滤液。

2. 对照品溶液 取阿司匹林对照品适量，精密称定_____g（仪器名称与规格_____），加_____溶剂振摇使溶解并定量稀释制成每 1ml 中约含 0.1mg 的溶液。

3. 测定过程

对照品进样量：_____μl，运行时间：_____min，进样次数：_____次。

供试品进样量：_____μl，运行时间：_____min，进样次数：_____次。

[标准规定]

本品含阿司匹林（$C_9H_8O_4$）应为标示量的 95.0% ～ 105.0%。

[检测结果]

计算过程：

	第一次	第二次	第三次
20 片片剂总重			
标示量			
$V_{供}$/ml			

	第一次	第二次	第三次
m_s/g			
$C_{对}/(g/ml)$			
$A_{供}$			
$A_{对}$			
含量 /%			
平均含量			

$$标示量\% = \dfrac{\dfrac{C_{对} \times \dfrac{A_{供}}{A_{对}} \times V}{m_s} \times 平均片重}{标示量} \times 100\%$$

结果： □符合规定 □不符合规定

检验人：_____ 检验日期：_____

复核人：_____ 复核日期：_____

附录：色谱图（将检测色谱图附于此处）

【检测报告】

检品检验报告书

检验编号：

检品名称		批　　号	
规　　格		数　　量	
送检部门		检验项目	
生产企业或产地		检验日期	
检验目的		报告日期	
检验依据			
检验项目	标准规定		检验结果
结论	本品依据《中国药典》2020年版_____，结果_____规定。		

批准人：　　　　　　　复核人：　　　　　　　检验人：

【注意事项】

1. 2020 版《中国药典》对于阿司匹林原料药的含量测定仍采用直接碱量法，而对于制剂的含量测定均采用高效液相色谱法。

2. 直接碱量法测定含量时，采用中性乙醇的目的是在溶解供试品的同时抑制酯键水解，还可以消除乙醇对终点判断的干扰。

3. 滴定过程中需要不断振摇，以防止局部水解。

4. HPLC 是对供试品进行分离测定的色谱方法，现行版药典对于阿司匹林的"游离水杨酸"及其有关物质的检查和制剂的含量测定均采用该方法。

5. HPLC 不同的检测器，对流动相的要求不同。紫外 - 可见分光检测器所用流动相应符合紫外 - 可见分光光度法（《中国药典》2020 年版四部通则 0401）项下对溶剂的要求；采用低波长检测时，还应考虑有机溶剂的截止使用波长，并选用色谱级有机溶剂。

6. 所用流动相均应符合液相色谱纯度要求；水应为新鲜制备的纯化水，可用超纯水器制得或用重蒸馏水。配制好的流动相应通过适宜的 0.45μm（或 0.22μm）滤膜滤过，以除去杂质微粒。流动相用前必须脱气，否则容易在系统内逸出气泡，影响泵的工作、色谱柱的分离效率、检测器的灵敏度以及基线的稳定性等。

7. 色谱柱的安装应使流动相流路的方向与色谱柱标签上箭头所示方向一致。除另有规定外，不宜反向使用，否则会导致色谱柱柱效明显降低，无法恢复。进样前，色谱柱应用流动相充分冲洗平衡。经色谱系统适用性试验测试，应符合要求。

8. 色谱柱在使用过程中，应避免压力和温度的急剧变化及任何机械震动。温度的突然变化或者机械震动都会影响柱内填充剂的填充状况；柱压的突然升高或降低也会冲动柱内填料。

9. 试验结束后，可按色谱柱的使用说明书，对色谱柱进行冲洗和保存。

【实训反思】

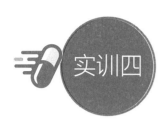

盐酸普鲁卡因的
含量测定

实训四

素质目标

1. 培养学生严谨细致、精益求精的工作作风。
2. 培养学生自主学习能力和团队协作意识。
3. 培养学生树立劳动意识，保持实验环境卫生整洁。

知识目标

1. 掌握盐酸普鲁卡因含量测定的原理。
2. 掌握亚硝酸钠法含量测定的结果计算。
3. 熟悉永停滴定仪的原理。

岗位目标

1. 正确使用永停滴定仪，并对其进行保养与维护。
2. 正确进行亚硝酸钠滴定操作。
3. 正确填写检品原始记录。
4. 正确出具检品检验报告书。

盐酸普鲁卡因的质量标准

（备注：标准来源《中华人民共和国药典》2020 年版二部）

> **盐酸普鲁卡因**
> Yansuan Pulukayin
> Procaine Hydrochloride

$C_{13}H_{20}N_2O_2 \cdot HCl$　272.77

本品为 4-氨基苯甲酸-2-（二乙氨基）乙酯盐酸盐。按干燥品计算，含 $C_{13}H_{20}N_2O_2 \cdot HCl$ 不得少于 99.0%。

【性状】本品为白色结晶或结晶性粉末；无臭。

本品在水中易溶，在乙醇中略溶，在三氯甲烷中微溶，在乙醚中几乎不溶。

熔点　本品的熔点（通则 0612 第一法）为 154～157℃。

【鉴别】（1）取本品约 0.1g，加水 2ml 溶解后，加 10% 氢氧化钠溶液 1ml，即生成白色沉淀；加热，变为油状物；继续加热，发生的蒸气能使湿润的红色石蕊试纸变为蓝色；热至油状物消失后，放冷，加盐酸酸化，即析出白色沉淀。

（2）本品的红外光吸收图谱应与对照的图谱（光谱集 397 图）一致。

（3）本品的水溶液显氯化物鉴别（1）的反应（通则 0301）。

（4）本品显芳香第一胺类的鉴别反应（通则 0301）。

【检查】**酸度**　取本品 0.40g，加水 10ml 溶解后，加甲基红指示液 1 滴，如显红色，加氢氧化钠滴定液（0.02mol/L）0.20ml，应变为橙色。

溶液的澄清度　取本品 2.0g，加水 10ml 溶解后，溶液应澄清。

对氨基苯甲酸　照高效液相色谱法（通则 0512）测定。

供试品溶液　取本品，精密称定，加水溶解并定量稀释制成每 1ml 中含 0.2mg 的溶液。

对照品溶液　取对氨基苯甲酸对照品适量，精密称定，加水溶解并定量稀释制成每 1ml 中约含 1μg 的溶液。

系统适用性溶液　取供试品溶液 1ml 与对照品溶液 9ml，混匀。

色谱条件　用十八烷基硅烷键合硅胶为填充剂；以含 0.1% 庚烷磺酸钠的 0.05mol/L 磷酸二氢钾溶液（用磷酸调节 pH 值至 3.0）-甲醇（68：32）为流动相；检测波长为 279nm；进样体积 10μl。

系统适用性要求　系统适用性溶液色谱图中，理论板数按对氨基苯甲酸峰计算不低于 2000，普鲁卡因峰与对氨基苯甲酸峰的分离度应大于 2.0。

测定法　精密量取供试品溶液与对照品溶液，分别注入液相色谱仪，记录色谱图。

限度 供试品溶液色谱图中如有与对氨基苯甲酸峰保留时间一致的色谱峰，按外标法以峰面积计算，不得过 0.5%。

干燥失重 取本品，在 105℃ 干燥至恒重，减失重量不得过 0.5%（通则 0831）。

炽灼残渣 取本品 1.0g，依法检查（通则 0841），遗留残渣不得过 0.1%。

铁盐 取炽灼残渣项下遗留的残渣，加盐酸 2ml，置水浴上蒸干，再加稀盐酸 4ml，微温溶解后，加水 30ml 与过硫酸铵 50mg，依法检查（通则 0807），与标准铁溶液 1.0ml 制成的对照液比较，不得更深（0.001%）。

重金属 取本品 2.0g，加水 15ml 溶解后，加醋酸盐缓冲液（pH3.5）2ml 与水适量使成 25ml，依法检查（通则 0821 第一法），含重金属不得过百万分之十。

【含量测定】取本品约 0.6g，精密称定，照永停滴定法（通则 0701），在 15～25℃，用亚硝酸钠滴定液（0.1mol/L）滴定。每 1ml 亚硝酸钠滴定液（0.1mol/L）相当于 27.28mg 的 $C_{13}H_{20}N_2O_2 \cdot HCl$。

【类别】局麻药。

【贮藏】遮光，密封保存。

【制剂】（1）盐酸普鲁卡因注射液 （2）注射用盐酸普鲁卡因

盐酸普鲁卡因的含量测定方法

（备注：标准来源《中华人民共和国药典》2020 年版四部）

0701 电位滴定法与永停滴定法

电位滴定法与永停滴定法是容量分析中用以确定终点或选择核对指示剂变色域的方法。选用适当的电极系统可以作氧化还原法、中和法（水溶液或非水溶液）、沉淀法、重氮化法和水分测定法第一法等的终点指示。

电位滴定法选用两支不同的电极。一支为指示电极，其电极电位随溶液中被分析成分的离子浓度的变化而变化；另一支为参比电极，其电极电位固定不变。在到达滴定终点时，因被分析成分的离子浓度急剧变化而引起指示电极的电位突减或突增，此转折点称为突跃点。

永停滴定法采用两支相同的铂电极，当在电极间加一低电压（例如 50mV）时，若电极在溶液中极化，则在未到滴定终点时，仅有很小或无电流通过；但当到达终点时，滴定液略有过剩，使电极去极化，溶液中即有电流通过，电流计指针突然偏转，不再回复。反之，若电极由去极化变为极化，则电流计指针从有偏转回到零点，也不再变动。

仪器装置

电位滴定可用电位滴定仪、酸度计或电位差计，永停滴定可用永停滴定仪或按下图装置。

图　永停滴定装置

电流计的灵敏度除另有规定外，测定水分时用 10^{-6}A/格，重氮化法用 10^{-9}A/格。所用电极可按下表选择。

方法	电极系统	说明
水溶液氧化还原法	铂 - 饱和甘汞	铝电极用加有少量三氯化铁的硝酸或用铬酸清洁液浸洗

方法	电极系统	说明
水溶液中和法	玻璃 - 饱和甘汞	
非水溶液中和法	玻璃 - 饱和甘汞	饱和甘汞电极套管内装氯化钾的饱和无水甲醇溶液。玻璃电极用过后应立即清洗并浸在水中保存
水溶液银量法	银 - 玻璃	银电极可用稀硝酸迅速浸洗
	银 - 硝酸钾盐桥 - 饱和甘汞	
—C≡CH 中氢置换法	玻璃 - 硝酸钾盐桥 - 饱和甘汞	
硝酸汞电位滴定法	铂 - 汞 - 硫酸亚汞	铂电极可用 10%（g/ml）硫代硫酸钠溶液浸泡后用水清洗。汞 - 硫酸亚汞电极可用稀硝酸浸泡后用水清洗
永停滴定法	铂 - 铂	铂电极用加有少量三氯化铁的硝酸或用铬酸清洁液浸洗

滴定法

（1）**电位滴定法** 将盛有供试品溶液的烧杯置电磁搅拌器上，浸入电极，搅拌，并自滴定管中分次滴加滴定液；开始时可每次加入较多的量，搅拌，记录电位；至将近终点前，则应每次加入少量，搅拌，记录电位；至突跃点已过，仍应继续滴加几次滴定液，并记录电位。

滴定终点的确定 终点的确定分为作图法和计算法两种。作图法是以指示电极的电位（E）为纵坐标，以滴定液体积（V）为横坐标，绘制滴定曲线，以滴定曲线的陡然上升或下降部分的中点或曲线的拐点为滴定终点。根据实验得到的 E 值与相应的 V 值，依次计算一级微商 $\Delta E/\Delta V$（相邻两次的电位差与相应滴定液体积差之比）和二级微商 $\Delta^2 E/\Delta V^2$（相邻 $\Delta E/\Delta V$ 值间的差与相应滴定液体积差之比）值，将测定值（E，V）和计算值列表。再将计算值 $\Delta E/\Delta V$ 或 $\Delta^2 E/\Delta V^2$ 作为纵坐标，以相应的滴定液体积（V）为横坐标作图，一级微商 $\Delta E/\Delta V$ 的极值和二级微商 $\Delta^2 E/\Delta V^2$ 等于零（曲线过零）时对应的体积即为滴定终点。前者称为一阶导数法，终点时的滴定液体积也可由计算求得，即 $\Delta E/\Delta V$ 达极值时前、后两个滴定液体积读数的平均值；后者称为二阶导数法，终点时的滴定液体积也可采用曲线过零前、后两点坐标的线性内插法计算，即：

$$V_0 = V + \frac{a}{a+b} \times \Delta V$$

式中 V_0 为终点时的滴定液体积；

a 为曲线过零前的二级微商绝对值；

b 为曲线过零后的二级微商绝对值；

V 为 a 点对应的滴定液体积；

ΔV 为由 a 点至 b 点所滴加的滴定液体积。

由于二阶导数计算法更准确，所以最为常用。

采用自动电位滴定仪可方便地获得滴定数据或滴定曲线。

如系供终点时指示剂色调的选择或核对，可在滴定前加入指示剂，观察终点前至终点后的颜色变化，以确定该品种在滴定终点时的指示剂颜色。

（2）永停滴定法 用作重氮化法的终点指示时，调节 R_1 使加于电极上的电压约为 50mV。取供试品适量，精密称定，置烧杯中，除另有规定外，可加水 40ml 与盐酸溶液（1→2）15ml，而后置电磁搅拌器上，搅拌使溶解，再加溴化钾 2g，插入铂-铂电极后，将滴定管的尖端插入液面下约 2/3 处，用亚硝酸钠滴定液（0.1mol/L 或 0.05mol/L）迅速滴定，随滴随搅拌，至近终点时，将滴定管的尖端提出液面，用少量水淋洗尖端，洗液并入溶液中，继续缓缓滴定，至电流计指针突然偏转，并不再回复，即为滴定终点。

用作水分测定法第一法的终点指示时，可调节 R_1 使电流计的初始电流为 5～10μA，待滴定到电流突增至 50～150μA，并持续数分钟不退回，即为滴定终点。

普鲁卡因结构与理化性质解析

学生自行整理

1. 化学结构式

2. 理化性质

检品原始记录

【检验项目基本信息】

检品名称			
批号		有效期	
包装规格		包装情况	
生产单位或产地		供样单位	
检品数量		检验项目	
检验目的		取样日期	
检验日期		报告日期	
检验依据			

【含量测定】

检验日期：_____　　温度（$t/℃$）：_____　　湿度（$RH/\%$）：_____

[主要仪器与试药或试液]

玻璃仪器与规格：_____

分析仪器与型号：_____

试药或试液：_____

[检验过程]

1. 调节 R_1 使加于电极上的电压约为 50mV；

2. 清洗滴定管后并润洗，加入亚硝酸钠滴定液（浓度：_____）排空气泡至 0 刻度线，记录初始体积 V_0=_____ml；

3. 取本品_____g（仪器名称：_____），置烧杯（规格：_____）中，加水 40ml（仪器名称与规格：_____），盐酸溶液（1→2）15ml（仪器名称与规格：_____），加入磁子后置于电磁搅拌器上，搅拌使溶解（搅拌速度：_____），再加入溴化钾 2g（仪器名称：_____），插入铂 - 铂电极后（注意电极不要触碰_____），将滴定管的尖端插入烧杯液面下约 2/3 处，用亚硝酸钠滴定液_____（快速还是慢速？）滴定，随滴随搅拌，至近终点时，将滴定管的尖端提出液面，用少量水淋洗尖端，洗液并入溶液中，继续缓缓滴定（此时滴定管是否需要插回液面？_____为什么？_____），至电流计指针突然偏转，并不再回复，即为滴定终点；

4. 记录终点的滴定液体积：$V_{终点}$=_____ml。

注：若重复测定，数据记录于下。

_____

_____

[标准规定]

1. 每 1ml 亚硝酸钠滴定液（0.1mol/L）相当于 27.28mg 的 $C_{13}H_{20}N_2O_2 \cdot HCl$。

2. 按干燥品计算，含量不得少于 99.5%。

[检测结果]

计算过程:

	第一次	第二次	第三次
标示量			
T/(mg/ml)			
F			
m_s/g			
V_0/ml			
$V_终$/ml			

$$含量\% = \frac{T(V_终 - V_0)F}{m_s \times 1000} \times 100\%$$

结果:　　□符合规定　　　　□不符合规定

检验人:＿＿＿＿＿＿＿　　检验日期:＿＿＿＿＿＿＿

复核人:＿＿＿＿＿＿＿　　复核日期:＿＿＿＿＿＿＿

【检测报告】

检品检验报告书

检验编号：

检品名称		批　　号	
规　　格		数　　量	
送检部门		检验项目	
生产企业或产地		检验日期	
检验目的		报告日期	
检验依据			
检验项目	标准规定		检验结果

结论　本品依据《中国药典》2020 年版_____，结果_____规定。

批准人：　　　　　复核人：　　　　　检验人：

【注意事项】

1. 重氮化偶合反应为分子反应，反应速度较慢，滴定过程中应充分搅拌。近滴定终点时，盐酸普鲁卡因的浓度极小，反应速度减慢，应缓缓滴定，并不断搅拌。

2. 滴定前应根据盐酸普鲁卡因取样量与亚硝酸钠滴定液的浓度。大致计算出应消耗亚硝酸钠滴定液的量（ml），以便在滴定操作中掌握何时为近终点，以提出滴定管尖端，经冲洗后，再缓慢滴定至准确的终点。

3. 电极的清洁状态是滴定成功与否的关键，污染的电极在滴定时指示迟钝，终点时电流变化小，此时应重新处理电极。处理方法：可将电极插入 10ml 浓硝酸和 1 滴三氯化铁的溶液内，或重铬酸钾 - 硫酸洗液内浸泡数分钟取出后用水冲洗干净。

4. 滴定时是否已临近终点，可由指针的回零速度得到启示，若回零速度越来越慢，就表示已接近终点。

5. 滴定时电磁搅拌的速度不宜过快，以不产生空气旋涡为宜。

【实训反思】

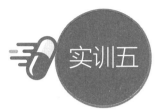 **实训五** **维生素 E 软胶囊的含量测定**

 素质目标

1. 培养学生严谨细致的工作态度，树立良好的药师职业道德。
2. 培养学生积极主动、求真务实的科学探究态度，提高动手能力。
3. 培养学生树立正确的人生观和世界观。

 知识目标

1. 掌握维生素 E 鉴别和含量测定的原理。
2. 掌握软胶囊含量测定的结果计算方法。
3. 熟悉气相色谱的分离原理及注意事项。

 岗位目标

1. 正确使用气相色谱仪，并对其进行保养与维护。
2. 正确进行手动进样针的操作。
3. 正确填写检品原始记录。
4. 正确出具检品检验报告书。

维生素 E 的质量标准

（备注：标准来源《中华人民共和国药典》2020 年版二部）

维生素 E
Weishengsu　E
Vitamin　E

合成型

天然型

$C_{31}H_{52}O_3$　　472.75

本品为合成型或天然型维生素 E；合成型为 (±)-2,5,7,8- 四甲基 -2-(4,8,12- 三甲基十三烷基)-6- 苯并二氢吡喃醇醋酸酯或 dl-α- 生育酚醋酸酯，天然型为 (+)-2,5,7,8- 四甲基 -2-(4,8,12- 三甲基十三烷基)-6- 苯并二氢吡喃醇醋酸酯或 d-α- 生育酚醋酸酯。含 $C_{31}H_{52}O_3$ 应为 96.0% ～ 102.0%。

【性状】本品为微黄色至黄色或黄绿色澄清的黏稠液体；几乎无臭；遇光色渐变深。天然型放置会固化，25℃左右熔化。

本品在无水乙醇、丙酮、乙醚或植物油中易溶，在水中不溶。

比旋度　避光操作。取本品约 0.4g，精密称定，置 150ml 具塞圆底烧瓶中，加无水乙醇 25ml 使溶解，加硫酸乙醇溶液（1 → 7）20ml，置水浴上回流 3 小时，放冷，用硫酸乙醇溶液（1 → 72）定量转移至 200ml 量瓶中并稀释至刻度，摇匀。精密量取 100ml，置分液漏斗中，加水 200ml，用乙醚提取 2 次（75ml，25ml），合并乙醚液，加铁氰化钾氢氧化钠溶液［取铁氰化钾 50g，加氢氧化钠溶液（1 → 125）溶解并稀释至 500ml］50ml，振摇 3 分钟；取乙醚层，用水洗涤 4 次，每次 50ml，弃去洗涤液，乙醚液经无水硫酸钠脱水后，置水浴上减压或在氮气流下蒸干至 7 ～ 8ml 时，停止加热，继续挥干乙醚，残渣立即加异辛烷溶解并定量转移至 25ml 量瓶中，用异辛烷稀释至刻度，摇匀，依法测定（通则 0621），比旋度（按 d-α- 生育酚计，即测得结果除以换算系数 0.911）不得低于 +24°（天然型）。

折光率　本品的折光率（通则 0622）为 1.494 ～ 1.499。

吸收系数　取本品，精密称定，加无水乙醇溶解并定量稀释制成每 1ml 中约含 0.1mg 的溶液，照紫外—可见分光光度法（通则 0401），在 284nm 的波长处测定吸光度，吸收系数（$E_{1cm}^{1\%}$）为 41.0 ～ 45.0。

【鉴别】（1）取本品约 30mg，加无水乙醇 10ml 溶解后，加硝酸 2ml，摇匀，在

75℃加热约 15 分钟，溶液显橙红色。

（2）在含量测定项下记录的色谱图中，供试品溶液主峰的保留时间应与对照品溶液主峰的保留时间一致。

（3）本品的红外光吸收图谱应与对照的图谱（光谱集 1206 图）一致。

【检查】**酸度**　取乙醇与乙醚各 15ml，置锥形瓶中，加酚酞指示液 0.5ml，滴加氢氧化钠滴定液（0.1mol/L）至微显粉红色，加本品 1.0g，溶解后，用氢氧化钠滴定液（0.1mol/L）滴定，消耗的氢氧化钠滴定液（0.1mol/L）不得过 0.5ml。

生育酚（天然型）　取本品 0.10g，加无水乙醇 5ml 溶解后，加二苯胺试液 1 滴，用硫酸铈滴定液（0.01mol/L）滴定，消耗的硫酸铈滴定液（0.01 moL/L）不得过 1.0ml。

有关物质（合成型）　照气相色谱法（通则 0521）测定。

供试品溶液　取本品，用正己烷稀释制成每 1ml 中约含 2.5mg 的溶液。

对照溶液　精密量取供试品溶液适量，用正己烷定量稀释制成每 1ml 中约含 25μg 的溶液。

系统适用性溶液　取维生素 E 与正三十二烷各适量，加正己烷溶解并稀释制成每 1ml 中约含维生素 E 2mg 与正三十二烷 1mg 的混合溶液。

色谱条件　用硅酮（OV-17）为固定液，涂布浓度为 2% 的填充柱，或用 100% 二甲基聚硅氧烷为固定液的毛细管柱；柱温为 265℃；进样体积 1μl。

系统适用性要求　系统适用性溶液色谱图中，理论板数按维生素 E 峰计算不低于 500（填充柱）或 5000（毛细管柱），维生素 E 峰与正三十二烷峰之间的分离度应符合规定。

测定法　精密量取供试品溶液与对照溶液，分别注入气相色谱仪，记录色谱图至主成分峰保留时间的 2 倍。

限度　供试品溶液色谱图中如有杂质峰，α- 生育酚（杂质 I）（相对保留时间约为 0.87）峰面积不得大于对照溶液主峰面积（1.0%），其他单个杂质峰面积不得大于对照溶液主峰面积的 1.5 倍（1.5%），各杂质峰面积的和不得大于对照溶液主峰面积的 2.5 倍（2.5%）。

残留溶剂　照残留溶剂测定法（通则 0861 第一法）测定。

供试品溶液　取本品适量，精密称定，加 *N,N*- 二甲基甲酰胺溶解并定量稀释制成每 1ml 中约含 50mg 的溶液。

对照品溶液　取正己烷适量，精密称定，加 *N,N*- 二甲基甲酰胺定量稀释制成每 1ml 中约含 10μg 的溶液。

色谱条件　以 5% 苯基甲基聚硅氧烷为固定液（或极性相近的固定液），起始柱温为 50℃，维持 8 分钟，然后以每分钟 45℃ 的速率升温至 260℃，维持 15 分钟。

测定法　取供试品溶液与对照品溶液，分别顶空进样，记录色谱图。

限度　正己烷的残留量应符合规定（天然型）。

【含量测定】照气相色谱法（通则 0521）测定。

内标溶液　取正三十二烷适量，加正己烷溶解并稀释成每 1ml 中含 1.0mg 的溶液。

供试品溶液　取本品约 20mg，精密称定，置棕色具塞锥形瓶中，精密加内标溶液 10ml，密塞，振摇使溶解。

对照品溶液 取维生素 E 对照品约 20mg，精密称定，置棕色具塞锥形瓶中，精密加内标溶液 10ml，密塞，振摇使溶解。

色谱条件 见有关物质项下。进样体积 1～3μl。

系统适用性溶液与系统适用性要求 见有关物质项下。

测定法 精密量取供试品溶液与对照品溶液，分别注入气相色谱仪，记录色谱图。按内标法以峰面积计算。

【类别】维生素类药。

【贮藏】避光，密封保存。

【制剂】（1）维生素 E 片　（2）维生素 E 软胶囊　（3）维生素 E 注射液
　　　　（4）维生素 E 粉

附：

杂质 I（α-生育酚）

$$C_{29}H_{50}O_2 \qquad 430.71$$

维生素 E 结构与理化性质解析

笔记

学生自行整理

1. 化学结构式

2. 理化性质

3. 气相色谱使用步骤（可画出流程图）

检品原始记录

【检验项目基本信息】

检品名称			
批号		有效期	
包装规格		包装情况	
生产单位或产地		供样单位	
检品数量		检验项目	
检验目的		取样日期	
检验日期		报告日期	
检验依据			

【含量测定】

检验日期：_____ 温度（t/℃）：_____ 湿度（RH/%）：_____

维生素 E 软胶囊的含量测定

[检验方法]

照气相色谱法（通则 0521）测定。

供试品溶液 取装量差异项下的内容物，混合均匀，取适量（约相当于维生素 E 20mg），精密称定，置棕色具塞锥形瓶中，精密加内标溶液 10ml，密塞，振摇使维生素 E 溶解，静置，取上清液。

标准来源

内标溶液、对照品溶液、系统适用性溶液、色谱条件、系统适用性要求与测定法 见维生素 E 含量测定项下。

[主要仪器与试药或试液]

玻璃仪器与规格：_____

分析仪器与型号：_____

试药或试液：_____

[检验过程]

1.供试品溶液 取装量差异项下的内容物，混合均匀，取适量，精密称定_____g（仪器名称与规格_____），置棕色具塞锥形瓶中，精密加内标溶液 10ml，密塞，振摇使维生素 E 溶解，静置，取上清液。

2.内标溶液 取正三十二烷适量（具体量：_____），加正己烷溶解并稀释成每 1ml 中含 1.0mg 的溶液。

3.对照品溶液 取维生素 E 对照品，精密称定_____g，置棕色具塞锥形瓶中，精密加内标溶液 10ml，密塞，振摇使溶解。

4.测定法 精密量取供试品溶液与对照品溶液，分别注入气相色谱仪，记录色谱图。按内标法以峰面积计算。

对照品进样量：_____μl，运行时间：_____min，进样次数：_____次。

供试品进样量：_____μl，运行时间：_____min，进样次数：_____次。

[标准规定]

本品含维生素 E（$C_{31}H_{52}O_3$）应为标示量的 90.0% ～ 110.0%。

[检测结果]

对照品　色谱保留时间：_____，峰面积：_____，浓度：_____。

供试品　色谱保留时间：_____，峰面积：_____，浓度：_____。

注：若重复测定，数据记录于下。

计算过程：

	第一次	第二次	第三次
标示量			
$\overline{M}$			
M_s			
D			
$A_{供}$			
$A_{对}$			
标示量 %			
平均标示量 %			

$$标示量 \% = \frac{A_{供} \times C_{对} \times D \times V_{供} \times \overline{M}}{A_{对} \times M_s \times 标示量} \times 100\%$$

结果：　　□符合规定　　　　□不符合规定

检验人：_____　　　　检验日期：_____

复核人：_____　　　　复核日期：_____

附录：色谱图（将检测色谱图附于此处）

【检测报告】

检品检验报告书

检验编号：

检品名称		批　号	
规　格		数　量	
送检部门		检验项目	
生产企业或产地		检验日期	
检验目的		报告日期	
检验依据			
检验项目	标准规定		检验结果
结论	本品依据《中国药典》2020 年版_____，结果_____规定。		

批准人：　　　　　　　复核人：　　　　　　　检验人：

【注意事项】

1. 气相色谱法是利用气体作流动相的色谱分离分析方法。汽化的试样被载气（流动相）带入色谱柱中，柱中的固定相与试样中各组分分子作用力不同，各组分从色谱柱中流出时间不同，组分彼此分离。

2. 根据色谱图中的出峰时间和顺序，可对化合物进行定性分析；根据峰的高低和面积大小，可对化合物进行定量分析。具有效能高、灵敏度高、选择性强、分析速度快、应用广泛、操作简便等特点。适用于易挥发有机化合物的定性、定量分析。对非挥发性的液体和固体物质，可通过高温裂解，气化后进行分析。

3. 仪器系统适用性试验应符合药典通则和各论品种项下的要求。

4. 供试品及对照品溶液的配制时，应精密称取供试品和对照品各 2 份，按各品种项下的规定方法，准确配制供试品溶液和对照品溶液，按规定方法进行测定。

5. 初次测定该品种时，可先经预试验以确定仪器参数，根据预试验情况，可适当调节柱温、载气流速，进样量、进样口和检测器温度等，使色谱峰的保留时间、分离度、峰面积或峰高的测量能符合要求。

6. 多份供试品测定时，通常每隔 5 批供试品溶液应再进对照品溶液 2 次，核对仪器有无改变。

7. 外标法是指按标准规定，精密称（量）取对照品和供试品，配制成溶液后分别精密取一定量，进样，记录色谱图，测量对照品溶液和供试品溶液中待测物质的峰面积，按公式计算含量：含量（C_x）=$C_R \times \dfrac{A_x}{A_R}$，式中，$C_x$ 为供试品浓度；C_R 为对照品浓度；A_x 为供试品峰面积；A_R 为对照品峰面积。

8. 外标法为常用的气相定量分析方法，操作简便，准确度主要取决于进样量的准确性及实验条件的稳定性。

【实训反思】

📝笔记

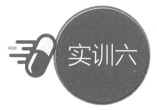

实训六 维生素 B$_1$ 片的含量测定

 素质目标

1. 树立社会主义核心价值观，培养学生关爱患者、药者仁心的职业素养。
2. 培养学生认真细致的观察能力。
3. 培养学生实事求是的精神，能根据真实数据出具合法合规的检验报告。
4. 增强学生环境保护意识，能正确处理实验废物。

 知识目标

1. 掌握维生素 B$_1$ 片剂含量测定的原理。
2. 掌握片剂含量测定的结果计算。
3. 熟悉容量瓶使用注意事项。

 岗位目标

1. 正确使用紫外分光光度计，并对其进行保养与维护。
2. 正确进行容量瓶的操作。
3. 正确进行吸量管的操作。
4. 正确填写检品原始记录。
5. 正确出具检品检验报告书。

维生素 B₁ 的质量标准

（备注：标准来源《中华人民共和国药典》2020 年版二部）

维生素 B₁
Weishengsu B₁
Vitamin B₁

$$C_{12}H_{17}ClN_4OS \cdot HCl \quad 337.27$$

本品为氯化 4- 甲基 -3-[(2- 甲基 -4- 氨基 -5- 嘧啶基) 甲基]-5-(2- 羟基乙基) 噻唑鎓盐酸盐。按干燥品计算，含 $C_{12}H_{17}ClN_4OS \cdot HCl$ 不得少于 99.0%。

【性状】本品为白色结晶或结晶性粉末；有微弱的特臭，味苦；干燥品在空气中迅即吸收约 4% 的水分。

本品在水中易溶，在乙醇中微溶，在乙醚中不溶。

吸收系数　取本品，精密称定，加盐酸溶液（9 → 1000）溶解并定量稀释制成每 1ml 约含 12.5μg 的溶液，照紫外 - 可见分光光度法（通则 0401），在 246nm 的波长处测定吸光度，吸收系数（$E_{1cm}^{1\%}$）为 406 ～ 436。

【鉴别】（1）取本品约 5mg，加氢氧化钠试液 2.5ml 溶解后，加铁氰化钾试液 0.5ml 与正丁醇 5ml，强力振摇 2 分钟，放置使分层，上面的醇层显强烈的蓝色荧光；加酸使成酸性，荧光即消失；再加碱使成碱性，荧光又显出。

（2）取本品适量，加水溶解，水浴蒸干，在 105℃干燥 2 小时测定。本品的红外光吸收图谱应与对照的图谱（光谱集 1205 图）一致。

（3）本品的水溶液显氯化物鉴别（1）的反应（通则 0301）。

【检查】**酸度**　取本品 0.50g，加水 20ml 溶解后，依法测定（通则 0631），pH 值应为 2.8 ～ 3.3。

溶液的澄清度与颜色　取本品 1.0g，加水 10ml 溶解后，溶液应澄清无色；如显色，与对照液（取比色用重铬酸钾液 0.1ml，加水适量使成 10ml）比较，不得更深。

硫酸盐　取本品 2.0g，依法检查（通则 0802），与标准硫酸钾溶液 2.0ml 制成的对照液比较，不得更浓（0.01%）。

硝酸盐　取本品 1.0g，加水溶解并稀释至 100ml，取 1.0ml，加水 4.0ml 与 10% 氯化钠溶液 0.5ml，摇匀，精密加稀靛胭脂试液［取靛胭脂试液，加等量的水稀释。临用前，量取本液 1.0ml，用水稀释至 50ml，照紫外 - 可见分光光度法（通则 0401），在 610nm 的波长处测定，吸光度应为 0.3 ～ 0.4］1ml，摇匀，沿管壁缓缓加硫酸 5.0ml，立即缓缓振摇 1 分钟，放置 10 分钟，与标准硝酸钾溶液（精密称取在 105℃干燥至恒重的硝酸钾 81.5mg，置 50ml 量瓶中，加水溶解并稀释至刻度，摇匀，精密量取 5ml，置 100ml 量瓶中，用水稀释至刻度，摇匀。每 1ml 相当于

50μg 的 NO₃）0.50ml 用同法制成的对照液比较，不得更浅（0.25%）。

有关物质　照高效液相色谱法（通则 0512）测定。

供试品溶液　取本品适量，精密称定，加流动相溶解并稀释制成每 1ml 中约含 1mg 的溶液。

对照溶液　精密量取供试品溶液 1ml，置 100ml 量瓶中，用流动相稀释至刻度，摇匀。

色谱条件　用十八烷基硅烷键合硅胶为填充剂；以甲醇 - 乙腈 -0.02mol/L 庚烷磺酸钠溶液（含 1% 三乙胺，用磷酸调节 pH 值至 5.5）（9：9：82）为流动相；检测波长为 254nm；进样体积 20μl。

系统适用性要求　理论板数按维生素 B₁ 峰计算不低于 2000，维生素 B₁ 峰与相邻峰之间的分离度均应符合要求。

测定法　精密量取供试品溶液与对照溶液，分别注入液相色谱仪，记录色谱图至主成分峰保留时间的 3 倍。

限度　供试品溶液色谱图中如有杂质峰，各杂质峰面积的和不得大于对照溶液主峰面积的 0.5 倍（0.5%）。

干燥失重　取本品，在 105℃ 干燥至恒重，减失重量不得过 5.0%（通则 0831）。

炽灼残渣　不得过 0.1%（通则 0841）。

铁盐　取本品 1.0g，加水 25ml 溶解后，依法检查（通则 0807），与标准铁溶液 2.0ml 制成的对照液比较，不得更深（0.002%）。

重金属　取本品 1.0g，加水 25ml 溶解后，依法检查（通则 0821 第一法），含重金属不得过百万分之十。

总氯量　取本品约 0.2g，精密称定，加水 20ml 溶解后，加稀醋酸 2ml 与溴酚蓝指示液 8 ～ 10 滴，用硝酸银滴定液（0.1mol/L）滴定至显蓝紫色。每 1ml 硝酸银滴定液（0.1mol/L）相当于 3.54mg 的氯（Cl）。按干燥品计算，含总氯量应为 20.6% ～ 21.2%。

【含量测定】取本品约 0.12g，精密称定，加冰醋酸 20ml 微热使溶解，放冷，加醋酐 30ml，照电位滴定法（通则 0701），用高氯酸滴定液（0.1mol/L）滴定，并将滴定的结果用空白试验校正。每 1ml 高氯酸滴定液（0.1mol/L）相当于 16.86mg 的 $C_{12}H_{17}ClN_4OS \cdot HCl$。

【类别】维生素类药。

【贮藏】遮光，密封保存。

【制剂】（1）维生素 B₁ 片　（2）维生素 B₁ 注射液

维生素B₁结构与理化性质解析

学生自行整理

1. 化学结构式

2. 理化性质

3. 紫外 - 可见光分光光度计的使用步骤（可画出流程图）

检品原始记录

【检验项目基本信息】

检品名称			
批号		有效期	
包装规格		包装情况	
生产单位或产地		供样单位	
检品数量		检验项目	
检验目的		取样日期	
检验日期		报告日期	
检验依据			

【含量测定】

检验日期:_____ 温度（t/℃）:_____ 湿度（RH/%）:_____

维生素 B₁ 片剂的含量测定

[检验方法]

照紫外 - 可见分光光度法（通则 0401）测定。

供试品溶液 取本品 20 片，精密称定，研细，精密称取适量（约相当于维生素 B₁ 25mg），置 100ml 量瓶中，加盐酸溶液（9 → 1000）约 70ml，振摇 15 分钟使维生素 B₁ 溶解，用上述溶剂稀释至刻度，摇匀，用干燥滤纸滤过，精密量取续滤液 5ml，置另一 100ml 量瓶中，再加上述溶剂稀释至刻度，摇匀。

标准来源

测定法 取供试品溶液，在 246nm 的波长处测定吸光度，按 $C_{12}H_{17}ClN_4OS \cdot HCl$ 的吸收系数（$E_{1cm}^{1\%}$）为 421 计算。

[主要仪器与试药或试液]

玻璃仪器与规格:_____

分析仪器与型号:_____

试药或试液:_____

[检验过程]

1. 供试品溶液 取本品 20 片，精密称定_____g（仪器名称:_____），研细，精密称取_____g，置 100ml 量瓶中，加盐酸溶液（9 → 1000）约 70ml，振摇 15 分钟使维生素 B₁ 溶解，用盐酸溶液（9 → 1000）稀释至刻度，摇匀，用干燥滤纸滤过，精密量取续滤液 5ml（仪器名称与规格:_____），置另一 100ml 量瓶中，再加盐酸溶液（9 → 1000）稀释至刻度，摇匀，贴上标签，

2. 紫外 - 可见分光光度法 取供试品溶液，在 246nm 的波长处测定吸光度，按 $C_{12}H_{17}ClN_4OS \cdot HCl$ 的吸收系数（$E_{1cm}^{1\%}$）为 421 计算。

注：若重复测定，数据记录于下。

[标准规定]

本品含维生素 B_1（$C_{12}H_{17}ClN_4OS \cdot HCl$）应为标示量的 90.0% ～ 110.0%。

[检测结果]

计算过程：

	第一次	第二次	第三次
B（标示量）			
A（吸光度）			
D（稀释倍数）			
V（供试液体积）			
m_s/g			
标示量 %			
平均标示量 %			

$$标示量\% = \frac{\dfrac{A}{E_{1cm}^{1\%} \times 1 \times 100} \times D \times V}{m_s \times B} \times 100\%$$

结果：　□符合规定　　　　□不符合规定

检验人：＿＿＿＿＿＿＿　　　检验日期：＿＿＿＿＿＿＿

复核人：＿＿＿＿＿＿＿　　　复核日期：＿＿＿＿＿＿＿

检品检验报告书

检验编号：

检品名称		批　　号	
规　　格		数　　量	
送检部门		检验项目	
生产企业或产地		检验日期	
检验目的		报告日期	
检验依据			

检验项目	标准规定	检验结果
结论	本品依据《中国药典》2020 年版_____，结果_____规定。	

批准人：　　　　　　　复核人：　　　　　　　检验人：

【注意事项】

1. 试验中所用的量瓶和移液管均应经检定校正、洗净后使用。

2. 使用的石英吸收池必须洁净。

3. 取吸收池时，手指拿毛玻璃面的两侧。装入样品溶液的体积以池体积的 4/5 为宜，使用挥发性溶液时应加盖，透光面要用擦镜纸由上而下擦拭干净，检视应无残留溶剂。为防止溶剂挥发后溶质残留在吸收池的透光面，可先用蘸有空白溶剂的擦镜纸擦拭，然后再用干擦镜纸拭净。吸收池放入样品室时应注意每次放入方向相同。测定完毕后吸收池应及时用溶剂及水冲洗干净，晾干，防尘保存。

4. 称量应按药典规定要求。配制测定溶液时稀释转移次数应尽可能少，转移稀释时所取容积一般应不少于 5ml。含量测定时供试品应称取 2 份，如为对照品比较法，对照品一般也应称取 2 份。吸收系数检查也应称取供试品 2 份，平行操作，相对平均偏差应在 ±0.3% 以内。

5. 供试品溶液的浓度，除各品种项下已有规定外，其吸光度以在 0.3 ～ 0.7 之间为宜，吸光度读数在此范围误差较小。

【实训反思】

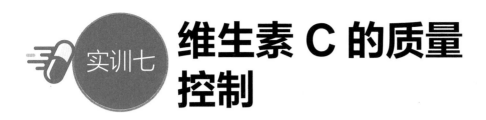

实训七 维生素 C 的质量控制

素质目标

1. 树立药品质量第一的观念，树立敬畏生命和保护人民生命健康的信念，树立良好的药师职业道德。
2. 培养学生学有所疑、学有所用的学习态度。
3. 培养学生自主探究的科学精神。
4. 强化实验室安全要求，培养学生安全意识。

知识目标

1. 掌握维生素 C 鉴别和含量测定的原理。
2. 掌握碘量法含量测定的结果计算。
3. 熟悉如何排除注射剂中的常用附加剂的干扰。

岗位目标

1. 正确使用分析天平，并对其进行保养与维护。
2. 正确进行维生素 C 的化学鉴别操作。
3. 正确进行碘量法滴定操作。
4. 正确填写检品原始记录。
5. 正确出具检品检验报告书。

维生素 C 的质量标准

（备注：标准来源《中华人民共和国药典》2020 年版二部）

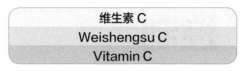

$$C_6H_8O_6 \quad 176.13$$

本品为 L- 抗坏血酸。含 $C_6H_8O_6$ 不得少于 99.0%。

【性状】本品为白色结晶或结晶性粉末；无臭，味酸；久置色渐变微黄；水溶液显酸性反应。

本品在水中易溶，在乙醇中略溶，在三氯甲烷或乙醚中不溶。

熔点 本品的熔点（通则 0612）为 190～192℃，熔融时同时分解。

比旋度 取本品，精密称定，加水溶解并定量稀释制成每 1ml 中约含 0.10g 的溶液，依法测定（通则 0621），比旋度为 +20.5° 至 +21.5°。

【鉴别】（1）取本品 0.2g，加水 10ml 溶解后，分成二等份，在一份中加硝酸银试液 0.5ml，即生成银的黑色沉淀；在另一份中，加二氯靛酚钠试液 1～2 滴，试液的颜色即消失。

（2）本品的红外光吸收图谱应与对照的图谱（光谱集 450 图）一致。

【检查】**溶液的澄清度与颜色** 取本品 3.0g，加水 15ml，振摇使溶解，溶液应澄清无色；如显色，将溶液经 4 号垂熔玻璃漏斗滤过，取滤液，照紫外 - 可见分光光度法（通则 0401），在 420nm 的波长处测定吸光度，不得过 0.03。

草酸 取本品 0.25g，加水 4.5ml，振摇使维生素 C 溶解，加氢氧化钠试液 0.5ml、稀醋酸 1ml 与氯化钙试液 0.5ml，摇匀，放置 1 小时，作为供试品溶液；另精密称取草酸 75mg，置 500ml 量瓶中，加水溶解并稀释至刻度，摇匀，精密量取 5ml，加稀醋酸 1ml 与氯化钙试液 0.5ml，摇匀，放置 1 小时，作为对照溶液。供试品溶液产生的浑浊不得浓于对照溶液（0.3%）。

炽灼残渣 不得过 0.1%（通则 0841）。

铁 取本品 5.0g 两份，分别置 25ml 量瓶中，一份中加 0.1mol/L 硝酸溶液溶解并稀释至刻度，摇匀，作为供试品溶液（B）；另一份中加标准铁溶液（精密称取硫酸铁铵 863mg，置 1000ml 量瓶中，加 1mol/L 硫酸溶液 25ml，用水稀释至刻度，摇匀，精密量取 10ml，置 100ml 量瓶中，用水稀释至刻度，摇匀）1.0ml，加 0.1mol/L 硝酸溶液溶解并稀释至刻度，摇匀，作为对照溶液（A）。照原子吸收分光光度法（通则 0406），在 248.3nm 的波长处分别测定，应符合规定。

铜 取本品 2.0g 两份，分别置 25ml 量瓶中，一份中加 0.1 mol/L 硝酸溶液溶解并稀释至刻度，摇匀，作为供试品溶液（B）；另一份中加标准铜溶液（精密称取硫酸铜 393mg，置 1000ml 量瓶中，加水溶解并稀释至刻度，摇匀，精密量取 10ml，置 100ml 量瓶中，用水稀释至刻度，摇匀）1.0ml，加 0.1mol/L 硝酸溶液溶解并稀释至刻度，摇匀，作为对照溶液（A）。照原子吸收分光光度法（通则 0406），在 324.8nm 的波长处分别测定，应符合规定。

重金属 取本品 1.0g，加水溶解成 25ml，依法检查（通则 0821 第一法），含重金属不得过百万分之十。

细菌内毒素 取本品，加碳酸钠（170℃加热 4 小时以上）适量，使混合，依法检查（通则 1143），每 1mg 维生素 C 中含内毒素的量应小于 0.020 EU（供注射用）。

【含量测定】取本品约 0.2g，精密称定，加新沸过的冷水 100ml 与稀醋酸 10ml 使溶解，加淀粉指示液 1ml，立即用碘滴定液（0.05mol/L）滴定至溶液显蓝色并在 30 秒钟内不褪。每 1ml 碘滴定液（0.05mol/L）相当于 8.806mg 的 $C_6H_8O_6$。

【类别】维生素类药。

【贮藏】遮光，密封保存。

【制剂】（1）维生素 C 片 （2）维生素 C 泡腾片 （3）维生素 C 泡腾颗粒
（4）维生素 C 注射液 （5）维生素 C 颗粒

维生素C结构与理化性质解析

学生自行整理

1. 化学结构式

2. 理化性质

检品原始记录

【检验项目基本信息】

检品名称			
批号		有效期	
包装规格		包装情况	
生产单位或产地		供样单位	
检品数量		检验项目	
检验目的		取样日期	
检验日期		报告日期	
检验依据			

【鉴别】

检验日期：_____ 温度（t/℃）：_____ 湿度（RH/%）：_____

[检验方法]

药典鉴别方法（1）

[主要仪器与试药或试液]

玻璃仪器与规格：_____

分析仪器与型号：_____

试药或试液：_____

[检验过程]

取本品_____g（仪器名称：_____），加水 10ml 溶解后，分成二等份，在一份中加硝酸银试液_____ml，即_____（出现的现象）；在另一份中，加二氯靛酚钠试液（颜色_____）_____滴，试液的颜色_____。

注：若重复测定，数据记录于下。

_____

_____

[标准规定]

加硝酸银份，出现黑色沉淀；加二氯靛酚钠份，试液颜色消失。

[检测结果]

_____

_____

结果： □符合规定   □不符合规定

检验人：_____   检验日期：_____

复核人：_____   复核日期：_____

【含量测定】

检验日期:＿＿＿＿＿＿＿　　温度（t/℃）:＿＿＿＿＿＿＿　　湿度（RH/%）:＿＿＿＿＿＿＿

维生素 C 注射液含量测定

[检验方法]

精密量取本品适量（约相当于维生素 C 0.2g），加水 15ml 与丙酮 2ml，摇匀，放置 5 分钟，加稀醋酸 4ml 与淀粉指示液 1ml，用碘滴定液（0.05mol/L）滴定至溶液显蓝色并持续 30 秒钟不褪。每 1ml 碘滴定液（0.05mol/L）相当于 8.806mg 的 $C_6H_8O_6$。

标准来源

[主要仪器与试药或试液]

玻璃仪器与规格:＿＿＿＿＿＿＿＿＿＿＿＿＿＿＿＿＿＿＿＿＿＿＿＿＿＿＿＿＿

分析仪器与型号:＿＿＿＿＿＿＿＿＿＿＿＿＿＿＿＿＿＿＿＿＿＿＿＿＿＿＿＿＿

试药或试液:＿＿＿＿＿＿＿＿＿＿＿＿＿＿＿＿＿＿＿＿＿＿＿＿＿＿＿＿＿＿＿

[检验过程]

精密量取本品＿＿＿＿＿＿＿ml（仪器名称与规格:＿＿＿＿＿＿＿＿＿＿＿＿＿），加水 15ml 与丙酮 2ml，摇匀，放置 5 分钟，加稀醋酸 4ml 与淀粉指示液 1ml，用碘滴定液（＿＿＿＿＿＿＿mol/L）滴定至溶液显蓝色并持续 30 秒钟不褪。

注:若重复测定，数据记录于下。

[标准规定]

含维生素 C（$C_6H_8O_6$）应为标示量的 93.0%～107.0%。

[检测结果]

计算过程:

	第一次	第二次	第三次
标示量（规格）			
T/（mg/ml）			
F			
V_s/ml			
V_0/ml			
$V_{终}$/ml			

$$标示量\% = \frac{(V_{终} - V_0)\,TF}{V_s \times 标示量（g/ml）\times 1000} \times 100\%$$

结果:　　□符合规定　　　　□不符合规定

检验人:＿＿＿＿＿＿＿＿　　　　检验日期:＿＿＿＿＿＿＿＿

复核人:＿＿＿＿＿＿＿＿　　　　复核日期:＿＿＿＿＿＿＿＿

检品检验报告书

检品名称		批　号	
规　格		数　量	
送检部门		检验项目	
生产企业或产地		检验日期	
检验目的		报告日期	
检验依据			

检验项目	标准规定	检验结果
结论	本品依据《中国药典》2020年版＿＿＿＿＿＿，结果＿＿＿＿＿规定。	

批准人：　　　　复核人：　　　　检验人：

【注意事项】

1. 试验中所用的量瓶和移液管均应经检定校正、洗净后使用。

2. 滴定液的浓度以"mol/L"表示，其基本单元应符合药典规定。

3. 滴定液的浓度值与其名义值之比，称为"F"值，常用于容量分析中的计算。

4. 测定中加入稀醋酸，是使滴定在酸性溶液中进行，在酸性介质中维生素C受空气中氧的氧化速度减慢，但样品溶于稀酸后仍需立即进行滴定。

5. 应以重新煮沸冷却的水作为溶媒，目的是减少水中溶解氧对测定的干扰。

6. 测定中加入丙酮，是为了消除注射液中的抗氧剂焦亚硫酸钠（或亚硫酸氢钠）的干扰。

【实训反思】

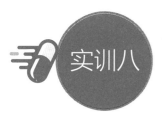 实训八 **硫酸阿托品注射液的含量测定**

 素质目标

1. 培养学生存心以仁、任事以诚的职业道德。
2. 培养学生依据药典、法规进行药品质量控制的能力。
3. 从农药中毒解救谈人生担当——树立学生医者仁心、救死扶伤、不辱使命的社会责任感。
4. 提高学生实验废水、废物的回收处理能力，增强环境保护意识。

 知识目标

1. 掌握托烷类药物含量测定方法。
2. 掌握酸性染料比色法含量测定的原理。
3. 熟悉硫酸阿托品注射液含量计算公式。

 岗位目标

1. 正确使用紫外分光光度计，并对其进行保养与维护。
2. 正确进行酸性染料比色法操作。
3. 正确进行萃取操作。
4. 正确填写检品原始记录。
5. 正确出具检品检验报告书。

硫酸阿托品的质量标准

（备注：标准来源《中华人民共和国药典》2020 年版二部）

> **硫酸阿托品**
> **Liusuan Atuopin**
> **Atropine Sulfate**

$$(C_{17}H_{23}NO_3)_2 \cdot H_2SO_4 \cdot H_2O \quad 694.84$$

本品为（±）-α-（羟甲基）苯乙酸 -8- 甲基 -8- 氮杂双环 [3.2.1]-3- 辛酯硫酸盐一水合物。按干燥品计算，含（$C_{17}H_{23}NO_3$）$_2$ · H_2SO_4 不得少于 98.5%。

【性状】本品为无色结晶或白色结晶性粉末；无臭。

本品在水中极易溶解，在乙醇中易溶。

熔点 取本品，在 120℃ 干燥 4 小时后，立即依法测定（通则 0612），熔点不得低于 189℃，熔融时同时分解。

【鉴别】（1）本品的红外光吸收图谱应与对照的图谱（光谱集 487 图）一致。

（2）本品显托烷生物碱类的鉴别反应（通则 0301）。

（3）本品的水溶液显硫酸盐的鉴别反应（通则 0301）。

【检查】**酸度** 取本品 0.50g，加水 10ml 溶解后，加甲基红指示液 1 滴，如显红色，加氢氧化钠滴定液（0.02mol/L）0.15ml，应变为黄色。

莨菪碱 取本品，按干燥品计算，加水溶解并制成每 1ml 中含 50mg 的溶液，依法测定（通则 0621），旋光度不得过 -0.40°。

有关物质 照高效液相色谱法（通则 0512）测定。

供试品溶液 取本品，加水溶解并稀释制成每 1ml 中约含 0.5mg 的溶液。

对照溶液 精密量取供试品溶液 1ml，置 100ml 量瓶中，用水稀释至刻度，摇匀。

色谱条件 用十八烷基硅烷键合硅胶为填充剂；以 0.05mol/L 磷酸二氢钾溶液（含 0.0025mol/L 庚烷磺酸钠）- 乙腈（84：16）（用磷酸或氢氧化钠试液调节 pH 值至 5.0）为流动相；检测波长为 225nm；进样体积 20µl。

系统适用性要求 阿托品峰与相邻杂质峰之间的分离度应符合要求。

测定法 精密量取供试品溶液与对照溶液，分别注入液相色谱仪，记录色谱图至主成分峰保留时间的 2 倍。

限度 供试品溶液色谱图中如有杂质峰，扣除相对保留时间 0.17 之前的色谱峰，各杂质峰面积的和不得大于对照溶液主峰面积（1.0%）。

干燥失重 取本品，在120℃干燥4小时，减失重量不得过5.0%（通则0831）。

炽灼残渣 不得过0.1%（通则0841）。

【含量测定】取本品约0.5g，精密称定，加冰醋酸与醋酐各10ml溶解后，加结晶紫指示液1～2滴，用高氯酸滴定液（0.1mol/L）滴定至溶液显纯蓝色，并将滴定的结果用空白试验校正。每1ml高氯酸滴定液（0.1mol/L）相当于67.68mg的（$C_{17}H_{23}NO_3$）$_2 \cdot H_2SO_4$。

【类别】抗胆碱药。

【贮藏】密封保存。

【制剂】（1）硫酸阿托品片 （2）硫酸阿托品注射液 （3）硫酸阿托品眼膏

笔记

硫酸阿托品的结构与理化性质解析

学生自行整理

1. 化学结构式

2. 理化性质

检品原始记录

【检验项目基本信息】

检品名称			
批号		有效期	
包装规格		包装情况	
生产单位或产地		供样单位	
检品数量		检验项目	
检验目的		取样日期	
检验日期		报告日期	
检验依据			

【含量测定】

检验日期：＿＿＿＿＿＿＿　温度（$t/℃$）：＿＿＿＿＿＿　湿度（$RH/\%$）：＿＿＿＿＿＿

硫酸阿托品注射液的含量测定

[检验方法]

照紫外-可见分光光度法（通则0401）测定。

供试品溶液 精密量取本品适量（约相当于硫酸阿托品2.5mg），置50ml量瓶中，用水稀释至刻度，摇匀。

对照品溶液 取硫酸阿托品对照品约25mg，精密称定，置25ml量瓶中，加水溶解并稀释至刻度，摇匀，精密量取5ml，置100ml量瓶中，用水稀释至刻度，摇匀。

标准来源

测定法 精密量取供试品溶液与对照品溶液各2ml，分别置预先精密加入三氯甲烷10ml的分液漏斗中，各加溴甲酚绿溶液（取溴甲酚绿50mg与邻苯二甲酸氢钾1.021g，加0.2mol/L氢氧化钠溶液6.0ml使溶解，再用水稀释至100ml，摇匀，必要时滤过）2.0ml，振摇提取2分钟后，静置使分层，分取澄清的三氯甲烷液，在420nm的波长处分别测定吸光度，计算，并将结果乘以1.027。

[主要仪器与试药或试液]

玻璃仪器与规格：＿＿＿＿＿＿＿＿＿＿＿＿＿＿＿＿＿＿＿＿＿＿＿＿＿＿＿＿

分析仪器与型号：＿＿＿＿＿＿＿＿＿＿＿＿＿＿＿＿＿＿＿＿＿＿＿＿＿＿＿＿

试药或试液：＿＿＿＿＿＿＿＿＿＿＿＿＿＿＿＿＿＿＿＿＿＿＿＿＿＿＿＿＿＿

[检验过程]

1. 供试品溶液 精密量取本品＿＿＿＿＿＿＿ml（仪器名称与规格＿＿＿＿＿＿＿），置50ml量瓶中，用水稀释至刻度，摇匀。

2. 对照品溶液 精密称定硫酸阿托品对照品＿＿＿＿＿＿＿mg(仪器名称：＿＿＿＿＿＿＿)，置25ml量瓶中，加水溶解并稀释至刻度，摇匀，精密量取5ml（仪器名称与规格：＿＿＿＿＿＿＿），置100ml量瓶中，用水稀释至刻度，摇匀。

3. 离子对提取

（1）精密量取三氯甲烷 10ml（仪器名称与规格：_____）置于干燥分液漏斗中；

（2）精密量取供试品溶液、对照品溶液及水溶液各 2ml（仪器名称与规格：_____），分别置于上述分液漏斗中；

（3）于各分液漏斗中分别加入溴甲酚绿溶液 2.0ml（仪器名称与规格：_____），振摇提取 2 分钟后，静置使分层，分取澄清的三氯甲烷液（上层还是下层？_____），420nm 分别测定吸光度，记录结果；

（4）计算，并将结果乘以 1.027（1.027 代表什么？ ）。

注：若重复测定，数据记录于下。

[标准规定]

含硫酸阿托品 [（C_{17}H_{23}NO_3）_2 · H_2SO_4 · H_2O] 应为标示量的 90.0% ～ 110.0%。

[检测结果]

计算过程：

	第一次	第二次	第三次
标示量			
D（稀释倍数）			
$A_{供}$			
$A_{对}$			
标示量 %			
平均标示量 %			

$$标示量 \% = 1.027 \times \frac{A_{供} \times C_{对} \times D}{A_{对} \times 标示量} \times 100\%$$

结果：　　□符合规定　　　　　□不符合规定

检验人：_____　　　　检验日期：_____

复核人：_____　　　　复核日期：_____

【检测报告】

检品检验报告书

检验编号：

检品名称		批　　号	
规　　格		数　　量	
送检部门		检验项目	
生产企业或产地		检验日期	
检验目的		报告日期	
检验依据			

检验项目	标准规定	检验结果

结论	本品依据《中国药典》2020年版_____，结果_____规定。

批准人：　　　　　　复核人：　　　　　　检验人：

【注意事项】

1. 硫酸阿托品系管制药品，实验需要多少取用多少。实验完毕，硫酸阿托品的空安瓿及剩余硫酸阿托品注射液一律交于带教老师，绝对禁止带出实验室。

2. 实验所用分液漏斗必须事先检漏，使用前应洗涤干净并充分干燥。

3. 对照品、供试品、空白（水）三者必须平行操作，以保证结果的准确性。

4. 分取三氯甲烷层时，最初分得的液体 1～2ml 应弃去，测定用三氯甲烷溶液必须澄清且不应掺有水珠。

5. 若所取的三氯甲烷层具有水分，可采用无水硫酸钠进行除水操作。

6. 三氯甲烷，又名氯仿，属易制毒类危险化学品。故实验所产生的废液必须全部回收，禁止倒入下水道，造成环境污染。

7. 紫外-可见分光光度法采用对照品比较法进行含量测定时，应按各品种项下规定的方法，分别配制供试品溶液和对照品溶液，对照品溶液中所含被测成分的量应为供试品溶液中被测成分标示量的 90%±110% 以内，用同一溶剂，在规定的波长处测定供试品溶液和对照品溶液的吸光度。

8. 注意定义波长范围与仪器实际使用的波长范围的区别，在药典通则 0400 中，紫外光区定义为 190～380nm，可见光区为 380～780nm；而在通则 0401 中紫外-可见光区被描述为 200～800nm，这是因为 190～380nm、380～780nm 分别是对紫外、可见光区的一般定义，而 200～800nm 是仪器和方法实际常使用的波长范围。有关教科书或文献对光区规定也略有不同，但实质上没有区别，并不影响实际测定操作。

【实训反思】

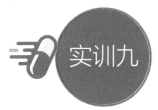

实训九 地西泮注射液的含量测定

素质目标

1. 树立学生对管控类药品严格管理的理念。
2. 树立药品质量观念，培养学生守护药品质量与安全的社会责任感与使命感。
3. 培养学生实事求是、一丝不苟的工作态度。
4. 培养学生规范操作、如实填写数据的良好习惯。

知识目标

1. 掌握地西泮的结构和理化性质。
2. 掌握排除注射液中附加剂对含量测定的影响。
3. 熟悉外标法的计算原理。

岗位目标

1. 正确使用高效液相色谱仪，并对其进行保养与维护。
2. 正确使用流动相。
3. 正确填写检品原始记录。
4. 正确出具检品检验报告书。

地西泮的质量标准

（备注：标准来源《中华人民共和国药典》2020 年版二部）

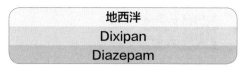

$$C_{16}H_{13}ClN_2O \quad 284.74$$

本品为 1- 甲基 -5- 苯基 -7- 氯 -1,3- 二氢 -2H-1,4- 苯并二氮杂䓬 -2- 酮。按干燥品计算，含 $C_{16}H_{13}ClN_2O$ 不得少于 98.5%。

【性状】本品为白色或类白色的结晶性粉末；无臭。

本品在丙酮或三氯甲烷中易溶，在乙醇中溶解，在水中几乎不溶。

熔点　本品的熔点（通则 0612 第一法）为 130 ～ 134℃。

吸收系数　取本品，精密称定，加 0.5% 硫酸的甲醇溶液溶解并定量稀释使成每 1ml 中约含 10μg 的溶液，照紫外 - 可见分光光度法（通则 0401），在 284nm 的波长处测定吸光度，吸收系数（$E_{1cm}^{1\%}$）为 440 ～ 468。

【鉴别】（1）取本品约 10mg，加硫酸 3ml，振摇使溶解，在紫外光灯（365nm）下检视，显黄绿色荧光。

（2）取本品，加 0.5% 硫酸的甲醇溶液制成每 1ml 中含 5μg 的溶液，照紫外 - 可见分光光度法（通则 0401）测定，在 242nm、284nm 与 366nm 的波长处有最大吸收；在 242nm 波长处的吸光度约为 0.51，在 284nm 波长处的吸光度约为 0.23。

（3）本品的红外光吸收图谱应与对照的图谱（光谱集 138 图）一致。

（4）取本品 20mg，用氧瓶燃烧法（通则 0703）进行有机破坏，以 5% 氢氧化钠溶液 5ml 为吸收液，燃烧完全后，用稀硝酸酸化，并缓缓煮沸 2 分钟，溶液显氯化物鉴别（1）的反应（通则 0301）。

【检查】**乙醇溶液的澄清度与颜色**　取本品 0.10g，加乙醇 20ml，振摇使溶解，溶液应澄清无色；如显色，与黄色 1 号标准比色液（通则 0901 第一法）比较，不得更深。

氯化物　取本品 1.0g，加水 50ml，振摇 10 分钟，滤过，分取滤液 25ml，依法检查（通则 0801），与标准氯化钠溶液 7.0ml 制成的对照液比较，不得更浓（0.014%）。

有关物质　照高效液相色谱法（通则 0512）测定。

供试品溶液　取本品，加甲醇溶解并稀释制成每 1ml 中约含 1mg 的溶液。

对照溶液　精密量取供试品溶液 1ml，置 200ml 量瓶中，用甲醇稀释至刻度，摇匀。

色谱条件 用十八烷基硅烷键合硅胶为填充剂；以甲醇 - 水（70 ∶ 30）为流动相；检测波长为254nm；进样体积10μl。

系统适用性 要求理论板数按地西泮峰计算不低于1500。

测定法 精密量取供试品溶液与对照溶液，分别注入液相色谱仪，记录色谱图至主成分峰保留时间的4倍。

限度 供试品溶液色谱图中如有杂质峰，各杂质峰面积的和不得大于对照溶液主峰面积的0.6倍（0.3%）。

干燥失重 取本品，在105℃干燥至恒重，减失重量不得过0.5%（通则0831）。

炽灼残渣 不得过0.1%（通则0841）。

【含量测定】取本品约0.2g，精密称定，加冰醋酸与醋酐各10ml使溶解，加结晶紫指示液1滴，用高氯酸滴定液（0.1mol/L）滴定至溶液显绿色。每1ml高氯酸滴定液（0.1mol/L）相当于28.47mg的 $C_{16}H_{13}ClN_2O$。

【类别】抗焦虑药、抗惊厥药。

【贮藏】密封保存。

【制剂】（1）地西泮片 （2）地西泮注射液

地西泮的结构与理化性质解析

学生自行整理

1. 化学结构式

2. 理化性质

检品原始记录

【检验项目基本信息】

检品名称			
批号		有效期	
包装规格		包装情况	
生产单位或产地		供样单位	
检品数量		检验项目	
检验目的		取样日期	
检验日期		报告日期	
检验依据			

【含量测定】

检验日期：_____   温度（t/℃）：_____   湿度（RH/%）：_____

地西泮注射液的含量测定

[检验方法]

照高效液相色谱法（通则 0512）测定。

供试品溶液　精密量取本品适量（约相当于地西泮 10mg），置 50ml 量瓶中，用甲醇稀释至刻度，摇匀。

对照品溶液　取地西泮对照品约 10mg，精密称定，置 50ml 量瓶中，用甲醇稀释至刻度，摇匀。

标准来源

色谱条件　见有关物质项下。

系统适用性要求　理论板数按地西泮峰计算不低于 1500。

测定法　精密量取供试品溶液与对照品溶液，分别注入液相色谱仪，记录色谱图。按外标法以峰面积计算。

[主要仪器与试药或试液]　.

玻璃仪器与规格：_____

分析仪器与型号：_____

试药或试液：_____

[检验过程]

1. 供试品溶液　精密量取本品适量_____ml（仪器名称与规格：_____），置 50ml 量瓶中，用甲醇稀释至刻度，摇匀。

2. 对照品溶液　取地西泮对照品，精密称定_____g（仪器名称：_____），置 50ml 量瓶中，用甲醇稀释至刻度，摇匀。

3. 测定法　精密量取供试品溶液与对照品溶液，分别注入液相色谱仪，记录色谱图。按外标法以峰面积计算。

对照品进样量：_____μl，运行时间：_____min，进样次数：_____次。

供试品进样量：_____μl，运行时间：_____min，进样次数：_____次。

[标准规定]

含地西泮（$C_{16}H_{13}ClN_2O$）应为标示量的 90.0% ～ 110.0%。

[检测结果]

对照品　色谱保留时间：_____，峰面积：_____，浓度：_____。

供试品　色谱保留时间：_____，峰面积：_____，浓度：_____。

注：若重复测定，数据记录于下。

计算过程：

	第一次	第二次	第三次
标示量			
V			
$V_{取}$			
$A_{供}$			
$A_{对}$			
标示量 %			
平均标示量 %			

$$标示量\ \% = \frac{A_{供} \times C_{对} \times \dfrac{V}{V_{取}}}{A_{对} \times 标示量} \times 100\%$$

结果：　　□符合规定　　　　　□不符合规定

检验人：_____　　　　检验日期：_____

复核人：_____　　　　复核日期：_____

附录：色谱图（将检测色谱图附于此处）

【检测报告】

检品检验报告书

检验编号：

检品名称		批　　号	
规　　格		数　　量	
送检部门		检验项目	
生产企业或产地		检验日期	
检验目的		报告日期	
检验依据			

检验项目	标　准　规　定	检　验　结　果
结论	本品依据《中国药典》2020 年版＿＿＿＿＿＿，结果＿＿＿＿＿＿规定。	

批准人：　　　　　　　复核人：　　　　　　　检验人：

【注意事项】

（一）流动相

1.流动相应选用色谱纯试剂、高纯水或双蒸水，酸碱液及缓冲液需经过滤后使用，过滤时注意区分水系膜和油系膜的使用范围。

2.水相流动相需经常更换（一般不超过2天），防止长菌变质。

3.使用双泵时，A、B、C、D四相中，若所用流动相中有含盐流动相，则A、D（进液口位于混合器下方）放置含盐流动相，B、C（进液口位于混合器上方）放置不含盐流动相；A、B、C、D四个储液器中其中一个为棕色瓶，用于存放水相流动相。

（二）样品

1.采用过滤或离心方法处理样品，确保样品中不含固体颗粒。

2.用流动相或比流动相弱（若为反相柱，则极性比流动相大；若为正相柱，则极性比流动相小）的溶剂制备样品溶液，尽量用流动相制备样品液。

3.手动进样时，进样量尽量小，使用定量管定量时，进样体积应为定量管的3～5倍。

（三）色谱柱

1.使用前仔细阅读色谱柱附带的说明书，注意适用范围，如pH值范围、流动相类型等；

2.使用符合要求的流动相；

3.使用保护柱；

4.如所用流动相为含盐流动相，反相色谱柱使用后，先用水或低浓度甲醇（如5%甲醇水溶液）冲洗，再用甲醇冲洗。

5.色谱柱在不使用时，应用甲醇冲洗，取下后紧密封闭两端保存；

6.不要用高压冲洗柱子；

7.不要在高温下长时间使用硅胶键合相色谱柱；使用过程中注意轻拿轻放。

【实训反思】

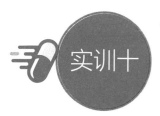

实训十 醋酸氢化可的松片的含量测定

醋酸氢化可的松的质量标准

（备注：标准来源《中华人民共和国药典》2020 年版二部）

醋酸氢化可的松
Cusuan Qinghua Kedisong
Hydrocortisone Acetate

$C_{23}H_{32}O_6$ 404.50

本品为 11β,17α,21- 三羟基孕甾 -4- 烯 -3,20- 二酮 -21- 醋酸酯。按干燥品计算，含 $C_{23}H_{32}O_6$ 应为 97.0%～102.0%。

【性状】本品为白色或类白色的结晶性粉末；无臭。

本品在甲醇、乙醇或三氯甲烷中微溶，在水中不溶。

比旋度　取本品，精密称定，加二氧六环溶解并定量稀释制成每 1ml 中约含 10mg 的溶液，依法测定（通则 0621），比旋度为 +158°至 +165°。

吸收系数　取本品，精密称定，加无水乙醇溶解并定量稀释制成每 1ml 中约含 10μg 的溶液，照紫外 - 可见分光光度法（通则 0401），在 241nm 的波长处测定吸光度，吸收系数（$E_{1cm}^{1\%}$）为 383～407。

【鉴别】（1）取本品约 0.1mg，加乙醇 1ml 溶解后，加临用新制的硫酸苯肼试液 8ml，在 70℃加热 15 分钟，溶液即显黄色。

（2）取本品约 2mg，加硫酸 2ml 使溶解，溶液即显黄色至棕黄色，并带绿色荧光。

（3）在含量测定项下记录的色谱图中，供试品溶液主峰的保留时间应与对照品溶液主峰的保留时间一致。

（4）本品的红外光吸收图谱应与对照的图谱（光谱集 552 图）一致。

【检查】**有关物质**　照高效液相色谱法（通则 0512）测定。

供试品溶液　12 小时内使用。取本品约 25mg，置 50ml 量瓶中，加乙腈 20ml，超声使醋酸氢化可的松溶解，放冷，用水稀释至刻度，摇匀。

对照溶液　精密量取供试品溶液 1ml，置 100ml 量瓶中，用流动相稀释至刻度，摇匀。

系统适用性溶液　取醋酸氢化可的松与醋酸可的松对照品各适量，加流动相溶解并稀释制成每 1ml 中各约含 5μg 的混合溶液。

色谱条件　用十八烷基硅烷键合硅胶为填充剂；以乙腈 - 水（36：64）为流动相；检测波长为 254nm；进样体积 20μl。

系统适用性要求　系统适用性溶液色谱图中，醋酸氢化可的松峰的保留时间约为 16 分钟，醋酸氢化可的松峰与醋酸可的松峰之间的分离度应大于 5.5。

测定法 精密量取供试品溶液与对照溶液，分别注入液相色谱仪，记录色谱图至主成分峰保留时间的 3 倍。

限度 供试品溶液色谱图中如有杂质峰，峰面积在对照溶液主峰面积 0.5 ~ 1.0 倍之间的杂质峰不得超过 1 个，其他单个杂质面积不得大于对照溶液主峰面积的 0.5 倍（0.5%），各杂质面积的和不得大于对照溶液主峰面积的 2 倍（2.0%），小于对照溶液主峰面积 0.02 倍（0.02%）的色谱峰忽略不计。

干燥失重 取本品，在 105℃干燥至恒重，减失重量不得过 0.5%（通则 0831）。

【含量测定】照高效液相色谱法（通则 0512）测定。

供试品溶液 取本品适量，精密称定，加甲醇溶解并定量稀释制成每 1ml 中约含 0.25mg 的溶液，精密量取 5ml，置 25ml 量瓶中，用流动相稀释至刻度，摇匀。

对照品溶液 取醋酸氢化可的松对照品适量，精密称定，加甲醇溶解并定量稀释制成每 1ml 中约含 0.25mg 的溶液，精密量取 5ml，置 25ml 量瓶中，用流动相稀释至刻度，摇匀。

系统适用性溶液、色谱条件与系统适用性要求见有关物质项下。

测定法 精密量取供试品溶液与对照品溶液，分别注入液相色谱仪，记录色谱图。按外标法以峰面积计算。

【类别】肾上腺皮质激素药。

【贮藏】遮光，密封保存。

【制剂】（1）醋酸氢化可的松片　（2）醋酸氢化可的松乳膏
　　　　（3）醋酸氢化可的松注射液　（4）醋酸氢化可的松眼膏
　　　　（5）醋酸氢化可的松滴眼液

醋酸氢化可的松的结构与理化性质解析

学生自行整理

1.化学结构式

2.理化性质

检品原始记录

笔记

【检验项目基本信息】

检品名称			
批号		有效期	
包装规格		包装情况	
生产单位或产地		供样单位	
检品数量		检验项目	
检验目的		取样日期	
检验日期		报告日期	
检验依据			

【含量测定】

检验日期：＿＿＿＿＿＿　　温度（$t/℃$）：＿＿＿＿＿＿　　湿度（$RH/\%$）：＿＿＿＿＿＿

醋酸氢化可的松片的含量测定

[检验方法]

照紫外-可见分光光度法（通则0401）测定。

供试品溶液　取本品20片，精密称定，研细，精密称取适量（约相当于醋酸氢化可的松20mg），置200ml量瓶中，加无水乙醇适量，振摇使醋酸氢化可的松溶解并用无水乙醇稀释至刻度，摇匀，滤过，取续滤液。

标准来源

对照品溶液　取醋酸氢化可的松对照品约20mg，精密称定，置200ml量瓶中，加无水乙醇溶解并稀释至刻度，摇匀。

测定法　精密量取供试品溶液与对照品溶液各1ml，分别置干燥具塞试管中，各精密加无水乙醇9ml与氯化三苯四氮唑试液1ml，摇匀，再各精密加氢氧化四甲基铵试液1ml，摇匀，在25℃的暗处放置40～45分钟，在485nm的波长处分别测定吸光度，计算。

[主要仪器与试药或试液]

玻璃仪器与规格：＿＿＿＿＿＿＿＿＿＿＿＿＿＿＿＿＿＿＿＿＿＿＿＿＿＿＿

分析仪器与型号：＿＿＿＿＿＿＿＿＿＿＿＿＿＿＿＿＿＿＿＿＿＿＿＿＿＿＿

试药或试液：＿＿＿＿＿＿＿＿＿＿＿＿＿＿＿＿＿＿＿＿＿＿＿＿＿＿＿＿＿

[检验过程]

1. 供试品溶液　取本品20片，精密称定＿＿＿＿＿＿＿g（仪器名称：＿＿＿＿＿＿＿＿＿），研细，精密称取＿＿＿＿＿＿＿g，置200ml量瓶中，加无水乙醇适量，振摇使醋酸氢化可的松溶解并用无水乙醇稀释至刻度，摇匀，滤过（滤膜规格：＿＿＿＿＿＿＿＿＿），取续滤液。

2. 对照品溶液　取醋酸氢化可的松对照品，精密称定＿＿＿＿＿＿＿g，置200ml量瓶中，加无水乙醇溶解并稀释至刻度，摇匀。

3.测定法　精密量取供试品溶液与对照品溶液各 1ml（仪器名称与规格：
_____）（注意全程平行操作），分别置干燥具塞试管（规格：_____）
中，各精密加无水乙醇 9ml（仪器名称与规格：_____）与氯化三苯四氮
唑试液 1ml（仪器名称与规格：_____），摇匀，再各精密加氢氧化四甲
基铵试液 1ml（仪器名称与规格：_____），摇匀，在 25℃（实际反应温
度：_____）的暗处放置 40 ～ 50 分钟（实际放置时间：_____），在 485nm 的
波长处分别测定吸光度，记录，计算。

注：若重复测定，数据记录于下。

_____

_____

[标准规定]
本品含醋酸氢化可的松（$C_{23}H_{32}O_6$）应为标示量的 90.0% ～ 110.0%。
注：若重复测定，数据记录于下。

_____

_____

[检测结果]
计算过程：

	第一次	第二次	第三次
标示量			
$V_{供}$			
$V_{取}$			
$A_{供}$			
$A_{对}$			
标示量 %			
平均标示量 %			

$$标示量 \% = \frac{A_{供} \times C_{对} \times \dfrac{V_{供}}{V_{取}}}{A_{对} \times 标示量} \times 100\%$$

结果：　□符合规定　　　　□不符合规定
检验人：_____　　检验日期：_____
复核人：_____　　复核日期：_____

【检测报告】

检品检验报告书

检验编号：

检品名称		批　号	
规　格		数　量	
送检部门		检验项目	
生产企业或产地		检验日期	
检验目的		报告日期	
检验依据			
检验项目	标准规定		检验结果
结论	本品依据《中国药典》2020年版_____，结果_____规定。		

批准人：　　　　　　　复核人：　　　　　　　检验人：

【注意事项】

1. 含水量会使呈色速度变慢，但不超过 5% 时对结果几乎无影响，所以一般使用无水乙醇或 95% 的乙醇，另外醛有还原性，要求使用无醛乙醇。所用玻璃仪器也应当干燥洁净。

2. 四氮唑盐比色法反应应在强碱性条件下进行，以氢氧化四甲基铵的结果最佳，但为了防止醋酸氢化可的松与其接触时间过长造成分解，故先加四氮唑盐溶液，再加碱液。

3. 放置时要注意采用避光容器且置于暗处，并尽量减少容器剩余空间，同时在达到最大呈色时间后立即测定。

4. 一般以室温或 30℃恒温条件下显色，易得重现性比较好的结果。

5. 紫外 - 可见分光光度法中比色法是指供试品本身在紫外 - 可见光区没有强吸收，或在紫外光区虽有吸收，但为了避免干扰或提高灵敏度，加入适当的显色剂，使反应产物的最大吸收移至可见光区。故在使用比色法测定时，由于显色时影响显色深浅的因素较多，故应取供试品与对照品（或标准品）同时操作。除另有规定外，比色法所用的空白系指用同体积的溶剂代替对照品或供试品溶液，然后依次加入等量的相应试剂，并用同样方法处理。

【实训反思】

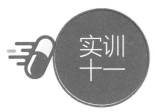

实训十一 诺氟沙星胶囊的含量测定

1. 培养学生树立以患者为中心的药学服务意识，能正确、安全、合理、有效用药。
2. 培养学生认真细致的观察能力和辩证思维能力。
3. 锻炼学生团队协作能力和沟通能力，培养学生合作共赢的职业素养。

1. 掌握诺氟沙星鉴别和含量测定的原理。
2. 掌握三乙胺扫尾剂的作用。
3. 熟悉高效液相色谱仪的工作原理。

1. 正确使用高效液相色谱仪，并对其进行保养与维护。
2. 正确安装色谱柱。
3. 正确填写检品原始记录。
4. 正确出具检品检验报告书。

诺氟沙星胶囊的质量标准

（备注：标准来源《中华人民共和国药典》2020 年版二部）

> **诺氟沙星**
> **Nuofushaxing**
> **Norfloxacin**

$C_{16}H_{18}FN_3O_3$ 319.24

本品为 1- 乙基 -6- 氟 -1,4- 二氢 -4- 氧代 -7-(1- 哌嗪基)-3- 喹啉羧酸。按干燥品计算，含 $C_{16}H_{18}FN_3O_3$ 应为 98.5%～102.0%。

【性状】本品为类白色至淡黄色结晶性粉末；无臭；有引湿性。

本品在 *N,N-* 二甲基甲酰胺中略溶，在水或乙醇中极微溶解；在醋酸、盐酸或氢氧化钠溶液中易溶。

熔点 本品的熔点为 218～224℃（通则 0612）。

【鉴别】（1）照薄层色谱法（通则 0502）试验。

供试品溶液 取本品适量，加三氯甲烷 - 甲醇（1∶1）制成每 1ml 中含 2.5mg 的溶液。

对照品溶液 取诺氟沙星对照品适量，加三氯甲烷 - 甲醇（1∶1）制成每 1ml 中含 2.5mg 的溶液。

色谱条件 采用硅胶 G 薄层板，以三氯甲烷 - 甲醇 - 浓氨溶液（15∶10∶3）为展开剂。

测定法 吸取供试品溶液与对照品溶液各 10μl，分别点于同一薄层板上，展开，晾干，置紫外光灯（365nm）下检视。

结果判定 供试品溶液所显主斑点的位置与荧光应与对照品溶液主斑点的位置与荧光相同。

（2）在含量测定项下记录的色谱图中，供试品溶液主峰的保留时间应与对照品溶液主峰的保留时间一致。

以上（1）、（2）两项可选做一项。

【检查】**溶液的澄清度** 取本品 5 份，各 0.50g，分别加氢氧化钠试液 10ml 溶解后，溶液应澄清；如显浑浊，与 2 号浊度标准液（通则 0902 第一法）比较，均不得更浓。

有关物质 照高效液相色谱法（通则 0512）测定。

供试品溶液 取本品适量，精密称定，加 0.1mol/L 盐酸溶液适量（每 12.5mg 诺氟沙星加 0.1mol/L 盐酸溶液 1ml）使溶解，用流动相 A 定量稀释制成每 1ml 中约含 0.15mg 的溶液。

对照溶液 精密量取供试品溶液适量，用流动相 A 定量稀释制成每 1ml 中含 0.75μg 的溶液。

杂质 A 对照品溶液 取杂质 A 对照品约 15mg，精密称定，置 200ml 量瓶中，加乙腈溶解并稀释至刻度，摇匀，精密量取适量，用流动相 A 定量稀释制成每 1ml 中约含 0.3μg 的溶液。

系统适用性溶液 称取诺氟沙星对照品、环丙沙星对照品和依诺沙星对照品各适量，加 0.1mol/L 盐酸溶液适量使溶解，用流动相 A 稀释制成每 1ml 中含诺氟沙星 0.15mg、环丙沙星和依诺沙星各 3μg 的混合溶液。

色谱条件 用十八烷基硅烷键合硅胶为填充剂；以 0.025mol/L 磷酸溶液（用三乙胺调节 pH 值至 3.0±0.1）- 乙腈（87：13）为流动相 A，乙腈为流动相 B，按下表进行线性梯度洗脱；检测波长为 278nm 和 262nm；进样体积 20μl。

时间（分钟）	流动相 A（%）	流动相 B（%）
0	100	0
10	100	0
20	50	50
30	50	50
32	100	0
42	100	0

系统适用性要求 系统适用性溶液色谱图（278nm）中，诺氟沙星峰的保留时间约为 9 分钟。诺氟沙星峰与环丙沙星峰和诺氟沙星峰与依诺沙星峰间的分离度均应大于 2.0。

测定法 精密量取供试品溶液、对照溶液与杂质 A 对照品溶液，分别注入液相色谱仪，记录色谱图。

限度 供试品溶液色谱图中如有杂质峰，杂质 A（262nm）按外标法以峰面积计算，不得过 0.2%。其他单个杂质（278nm）峰面积不得大于对照溶液主峰面积（0.5%）；其他各杂质峰面积的和（278nm）不得大于对照溶液主峰面积的 2 倍（1.0%）；小于对照溶液主峰面积 0.1 倍的峰忽略不计。

干燥失重 取本品，在 105℃干燥至恒重，减失重量不得过 1.0%（通则 0831）。

炽灼残渣 取本品 1.0g，置铂坩埚中，依法检查（通则 0841），遗留残渣不得过 0.1%。

重金属 取炽灼残渣项下遗留的残渣，依法检查（通则 0821 第二法），含重金属不得过百万分之十五。

【含量测定】照高效液相色谱法（通则 0512）测定。

供试品溶液 取本品约 25mg，精密称定，置 100ml 量瓶中，加 0.1mol/L 盐酸溶液 2ml 使溶解后，用水稀释至刻度，摇匀，精密量取 5ml，置 50ml 量瓶中，用流动相稀释至刻度，摇匀。

对照品溶液 取诺氟沙星对照品约 25mg，精密称定，置 100ml 量瓶中，加 0.1mol/L 盐酸溶液 2ml 使溶解后，用水稀释至刻度，摇匀，精密量取 5ml，置 50ml

笔记

量瓶中，用流动相稀释至刻度，摇匀。

系统适用性溶液 称取诺氟沙星对照品、环丙沙星对照品和依诺沙星对照品各适量，加 0.1mol/L 盐酸溶液适量使溶解，用流动相稀释制成每 1ml 中含诺氟沙星 25μg、环丙沙星和依诺沙星各 5μg 的混合溶液。

色谱条件 用十八烷基硅烷键合硅胶为填充剂；以 0.025mol/L 磷酸溶液（用三乙胺调节 pH 值至 3.0 ± 0.1）- 乙腈（87：13）为流动相；检测波长为 278nm；进样体积 20μl。

系统适用性要求 系统适用性溶液色谱图中，诺氟沙星峰的保留时间约为 9 分钟。诺氟沙星峰与环丙沙星峰和诺氟沙星峰与依诺沙星峰间的分离度均应大于 2.0。

测定法 精密量取供试品溶液与对照品溶液，分别注入液相色谱仪，记录色谱图。按外标法以峰面积计算。

【类别】喹诺酮类抗菌药。

【贮藏】遮光，密封，在干燥处保存。

【制剂】（1）诺氟沙星片 （2）诺氟沙星软膏 （3）诺氟沙星乳膏
（4）诺氟沙星胶囊 （5）诺氟沙星滴眼液

附：
杂质 A

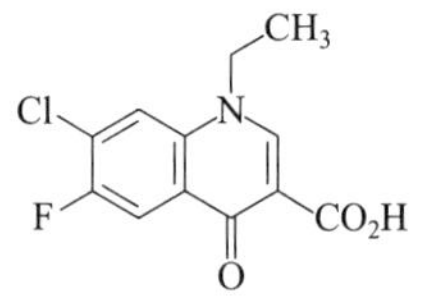

$C_{17}H_9ClFNO_3$ 269.66
1- 乙基 -6- 氟 -7- 氯 -4- 氧代 -1,4- 二氢喹啉 -3- 羧酸

杂质 B

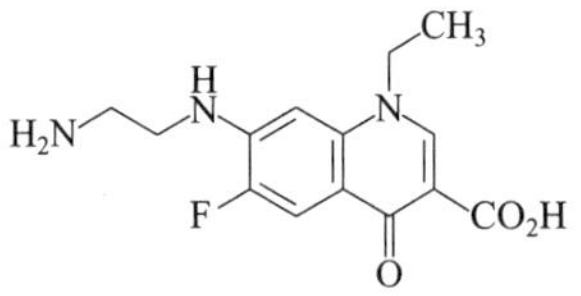

$C_{14}H_{16}FN_3O_3$ 293.30
1- 乙基 -6- 氟 -7-[（2- 氨乙基）氨基]-4- 氧代 -1,4- 二氢喹啉 -3- 羧酸

诺氟沙星的结构与理化性质解析

学生自行整理

1. 化学结构式

2. 理化性质

检品原始记录

【检验项目基本信息】

检品名称			
批号		有效期	
包装规格		包装情况	
生产单位或产地		供样单位	
检品数量		检验项目	
检验目的		取样日期	
检验日期		报告日期	
检验依据			

【含量测定】

检验日期：_____ 温度（t/℃）：_____ 湿度（RH/%）：_____

诺氟沙星胶囊的含量测定

[检验方法]

照高效液相色谱法（通则 0512）测定。

供试品溶液 取本品的细粉适量（约相当于诺氟沙 125mg），精密称定，置 500ml 量瓶中，加 0.1mol/L 盐酸溶液 10ml 使溶解后，用水稀释至刻度，摇匀，精密量取续滤液 5ml，置 50ml 量瓶中，用流动相稀释至刻度，摇匀。

标准来源

对照品溶液、系统适用性溶液、色谱条件、系统适用性要求与测定法 见诺氟沙星含量测定项下。

[主要仪器与试药或试液]

玻璃仪器与规格：_____

分析仪器与型号：_____

试药或试液：_____

[检验过程]

1. 色谱条件 色谱柱填充物：_____型号：_____；流动相组成及比例：_____；检测波长：_____nm。

2. 供试品溶液 取本品的细粉，精密称定_____g（仪器名称：_____），置 500ml 量瓶中，加 0.1mol/L 盐酸溶液 10ml 使溶解后，用水稀释至刻度，摇匀，精密量取续滤液 5ml（仪器名称与规格：_____），置 50ml 量瓶中，用流动相稀释至刻度，摇匀。

3. 对照品溶液 取诺氟沙星对照品，精密称定_____g，置 100ml 量瓶中，加 0.1mol/L 盐酸溶液 2ml 使溶解后，用水稀释至刻度，摇匀，精密量取 5ml（仪器名称与规格：_____），置 50ml 量瓶中，用流动相稀释至刻度，摇匀。

4. 测定法 精密量取供试品溶液与对照品溶液，分别注入液相色谱仪，记录色谱图。按外标法以峰面积计算。

对照品进样量：_____µl，运行时间：_____min，进样次数：_____次。

供试品进样量：_____µl，运行时间：_____min，进样次数：_____次。

[标准规定]

含诺氟沙星（$C_{16}H_{18}FN_3O_3$）应为标示量的90.0% ～ 110.0%。

注：若重复测定，数据记录于下。

_____

_____

[检测结果]

对照品　色谱保留时间：_____，峰面积：_____，浓度：_____。

供试品　色谱保留时间：_____，峰面积：_____，浓度：_____。

计算过程：

	第一次	第二次	第三次
标示量			
$\overline{M}$			
M_S			
$V_供$			
D（稀释倍数）			
$A_供$			
$A_对$			
标示量 %			
平均标示量 %			

$$标示量 \% = \frac{A_供 \times C_对 \times D \times V_供 \times \overline{M}}{A_对 \times M_S \times 标示量} \times 100\%$$

结果：　□符合规定　　　□不符合规定

检验人：_____　　检验日期：_____

复核人：_____　　复核日期：_____

附录：色谱图（将检测色谱图附于此处）

【检测报告】

检品检验报告书

检验编号：

检品名称		批　　号	
规　　格		数　　量	
送检部门		检验项目	
生产企业或产地		检验日期	
检验目的		报告日期	
检验依据			
检验项目	标准规定		检验结果
结论	本品依据《中国药典》2020 年版_____，结果_____规定。		

批准人：　　　　　　　复核人：　　　　　　　检验人：

【注意事项】

1. 十八烷基键合硅胶色谱柱由于键合能力有限，部分硅羟基仍成裸露状态，易造成碱性药物拖尾现象，故此在流动相中加入碱性三乙胺可以起到封闭裸露硅羟基的作用，减少样品拖尾现象。

2. 在以缓冲盐作为流动相的色谱分析完成后，需用水相充分冲洗色谱柱及液相系统，以防止缓冲盐析出，造成设备和耗材损伤。

3. 为减少溶液效应，可采用流动相复溶样品。

【实训反思】

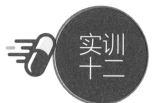

实训十二 连花清瘟胶囊的含量测定

 素质目标

1. 培养学生爱国主义情操，提升学生的民族认同感和文化自信；积极传播中医药文化、推动中医药走向世界。

2. 保障药品质量，树立学生"健康所系、性命相托"的责任感和使命感。

3. 培养学生积极探索、勇于创新的科学态度。

 知识目标

1. 掌握连花清瘟胶囊鉴别和含量测定的原理。

2. 掌握高效液相色谱法（HPLC）含量测定的结果计算。

3. 熟悉样品前处理的步骤。

 岗位目标

1. 正确使用分析天平，并对其进行保养与维护。

2. 正确进行固相萃取的操作。

3. 正确填写检品原始记录。

4. 正确出具检品检验报告书。

连花清瘟胶囊的质量标准

（备注：标准来源《中华人民共和国药典》2020 年版一部）

> ### 连花清瘟胶囊
> ### Lianhua Qingwen Jiaonang

【处方】连翘 255g　　金银花 255g　　炙麻黄 85g　　炒苦杏仁 85g
石膏 255g　　板蓝根 255g　　绵马贯众 255g　　鱼腥草 255g
广藿香 85g　　大黄 51g　　红景天 85g　　薄荷脑 7.5g
甘草 85g

【制法】以上十三味，广藿香加水蒸馏提取挥发油，收集挥发油，水提取液滤过，备用；连翘、炙麻黄、鱼腥草、大黄用 70% 乙醇提取二次，第一次 2 小时，第二次 1.5 小时，提取液滤过，合并，回收乙醇、备用；金银花、石膏、板蓝根、绵马贯众、甘草、红景天加水煎煮至沸，加入炒苦杏仁，煎煮二次，第一次 1.5 小时，第二次 1 小时，煎液滤过，滤液合并，加入广藿香提油后备用的水溶液，浓缩至相对密度为 1.10 ～ 1.15（60℃），加乙醇使含醇量达 70%，在 4℃ 冷藏 24 小时，滤过，滤液回收乙醇，与上述连翘等四味的备用醇提取液合并，浓缩至相对密度为 1.15 ～ 1.20（60℃），喷雾干燥，与适量淀粉混匀，制成颗粒，干燥，过筛，筛出适量细粉，将薄荷脑、广藿香挥发油用适量乙醇溶解，喷入细粉中，混匀，与上述颗粒混匀，密闭 30 分钟，装入胶囊，制成 1000 粒，即得。

【性状】本品为硬胶囊，内容物为棕黄色至黄褐色的颗粒和粉末；气微香，味微苦。

【鉴别】（1）取本品内容物 2g，加甲醇 10ml，超声处理 10 分钟，滤过，滤液蒸干，残渣用水 10ml 溶解，转移至分液漏斗中，用乙醚振摇提取 2 次，每次 10ml，再用水饱和的正丁醇 10ml 振摇提取，正丁醇液蒸干，残渣加甲醇 1ml 使溶解，作为供试品溶液。另取金银花对照药材 0.5g，加甲醇 8ml，超声处理 10 分钟，滤过，滤液作为对照药材溶液。再取绿原酸对照品，加甲醇制成每 1ml 含 1mg 的溶液，作为对照品溶液。照薄层色谱法（通则 0502）试验，吸取上述三种溶液各 4 ～ 8μl，分别点于同一硅胶 G 薄层板上，以乙酸丁酯 - 甲酸 - 水（14：5：5）的上层液为展开剂，展开，取出，晾干，置紫外光灯（365nm）下检视。供试品色谱中，在与对照药材色谱相对应的位置上，至少显两个相同颜色的荧光斑点；在与对照品色谱相应的位置上，显相同颜色的荧光斑点。

（2）取〔鉴别〕（1）项下的供试品溶液作为供试品溶液。另取甘草对照药材 1g，加甲醇 8ml，超声处理 10 分钟，滤过，滤液作为对照药材溶液。照薄层色谱法（通则 0502）试验，吸取供试品溶液 4 ～ 8μl、对照药材溶液 4μl，分别点于同一硅胶 G 薄层板上，以三氯甲烷 - 甲醇 - 水（13：6：2）10℃ 以下放置的下层液为展开剂，展开，取出，晾干，喷以 10% 硫酸乙醇溶液，在 105℃ 加热至斑点显色清晰，置日光下检视。供试品色谱中，在与对照药材色谱相应的位置上，显相同颜色的主斑点。

（3）取本品内容物 3g，加乙醇 10ml，超声处理 10 分钟，静置，上清液作为供试品溶液。另取大黄对照药材 0.5g，加甲醇 3ml，同法制成对照药材溶液。再取鱼腥草对照药材 0.5g，加甲醇 5ml，超声处理 20 分钟，滤过，滤液作为对照药材溶液。照薄层色谱法（通则 0502）试验，吸取上述三种溶液各 4 ～ 8μl，分别点于同一硅胶 G 薄层板上，以环己烷 - 乙酸乙酯 - 甲酸（4：1：0.1）为展开剂，展开，取出，晾干，置紫外光灯（365nm）下检视。供试品色谱中，在与大黄对照药材色谱相应的位置上，至少显两个相同的橙黄色荧光斑点；在与鱼腥草对照药材色谱相应的位置上，至少显三个相同颜色的荧光主斑点。

（4）取〔鉴别〕（3）项下的供试品溶液作为供试品溶液。另取盐酸麻黄碱对照品，加甲醇制成每 1ml 含 1mg 的溶液，作为对照品溶液。照薄层色谱法（通则 0502）试验，吸取供试品溶液 5 ～ 10μl、对照品溶液 5μl，分别点于同一硅胶 G 薄层板上，以三氯甲烷 - 甲醇 - 浓氨试液（20：4：0.5）为展开剂，展开，取出，晾干，喷以茚三酮试液，在 105℃加热至斑点显色清晰，置日光下检视。供试品色谱中，在与对照品色谱相应的位置上，显相同颜色的斑点。

（5）取本品内容物 1.5g，加石油醚（60 ～ 90℃）5ml，振摇 2 分钟，滤过，滤液作为供试品溶液。另取薄荷脑对照品，加甲醇制成每 1ml 含 0.5mg 的溶液，作为对照品溶液。照薄层色谱法（通则 0502）试验，吸取供试品溶液 4 ～ 8μl、对照品溶液 4μl，分别点于同一硅胶 G 薄层板上，以环己烷 - 乙酸乙酯 - 甲酸（4：1：0.1）为展开剂，展开，取出，晾干，喷以 2% 香草醛硫酸溶液，在 105℃加热至斑点显色清晰，置日光下检视。供试品色谱中，在与对照品色谱相对应的位置上，显相同颜色的斑点。

【检查】 山银花 取本品内容物 3.5g，加甲醇 20ml，超声处理 15 分钟，滤过，滤液蒸干，残渣加水 20ml 使溶解，用水饱和的正丁醇振摇提取 2 次，每次 30ml，合并正丁醇液，用氨试液洗涤 2 次，每次 30ml，正丁醇液蒸干，残渣加甲醇 2ml 使溶解，作为供试品溶液。另取灰毡毛忍冬皂苷乙对照品，加甲醇制成每 1ml 含 1mg 的溶液，作为对照品溶液。照薄层色谱法（通则 0502）试验，吸取供试品溶液 4μl、对照品溶液 2μl，分别点于同一硅胶 G 薄层板上，以三氯甲烷 - 甲醇 - 水（6：4：1）为展开剂，展开，取出，晾干，喷以 10% 硫酸乙醇溶液，在 105℃加热至斑点显色清晰，置日光下检视。供试品色谱中，在与对照品色谱相应的位置上，不得显相同颜色的斑点。

其他 应符合胶囊剂项下有关的各项规定（通则 0103）。

【含量测定】照高效液相色谱法（通则 0512）测定。

色谱条件与系统适用性试验 以十八烷基硅烷键合硅胶为填充剂；以乙腈 -0.1% 磷酸溶液（22：78）为流动相；检测波长为 205nm；理论板数按连翘苷峰计算应不低于 3500。

对照品溶液的制备 取连翘苷对照品适量，精密称定，加 50% 甲醇制成每 1ml 含 4μg 的溶液，即得。

供试品溶液的制备 取装量差异项下的本品内容物，研细，取 0.5g，精密称定，置具塞锥形瓶中，精密加甲醇 20ml，密塞，称定重量，超声处理（功率 250W，频率 40kHz）20 分钟，放冷，再称定重量，用甲醇补足减失的重量，摇匀，滤过，精密量取续滤液 5ml，加在中性氧化铝柱（100～200 目，3g，内径为 1cm）上，用水洗脱，收集洗脱液于 25ml 量瓶中并至刻度，摇匀，滤过，取续滤液，即得。

测定法 精密吸取对照品溶液与供试品溶液各 10μl，注入液相色谱仪，测定，即得。

本品每粒含连翘以连翘苷（$C_{27}H_{34}O_{11}$）计，不得少于 0.17mg。

【功能与主治】清瘟解毒，宣肺泄热。用于治疗流行性感冒属热毒袭肺证，症见发热，恶寒，肌肉酸痛，鼻塞流涕，咳嗽，头痛，咽干咽痛，舌偏红，苔黄或黄腻。

【用法与用量】口服。一次 4 粒，一日 3 次。

【注意】风寒感冒者慎服。

【规格】每粒装 0.35g

【贮藏】密封，置阴凉处。

连翘苷的结构与理化性质解析

学生自行整理

1. 化学结构式

2. 理化性质

检品原始记录

【检验项目基本信息】

检品名称			
批号		有效期	
包装规格		包装情况	
生产单位或产地		供样单位	
检品数量		检验项目	
检验目的		取样日期	
检验日期		报告日期	
检验依据			

【含量测定】

检验日期：_____ 温度（t/℃）：_____ 湿度（RH/%）：_____

[主要仪器与试药或试液]

玻璃仪器与规格：_____

分析仪器与型号：_____

试药或试液：_____

[检验过程]

1. 对照品溶液的制备 取连翘苷对照品适量，精密称定，加50%甲醇制成每1ml含4μg的溶液，即得。

2. 供试品溶液的准备 精密称定胶囊内容物_____g（仪器名称：_____），置具塞锥形瓶（规格：_____）中，精密加甲醇20ml，密塞，称定重量_____g（仪器名称与规格：_____），超声处理（功率250W，频率40kHz）20分钟（具体超声时间：_____），放冷，再称定重量_____g（仪器名称与量程_____），用甲醇补足减失的重量，摇匀，滤过，精密量取续滤液5ml，加在中性氧化铝柱（100～200目，3g，内径为1cm）上，用水洗脱，收集洗脱液于25ml量瓶中并至刻度，摇匀，滤过，取续滤液，即得。

3. 固相萃取过程

4. HPLC 测定法

精密吸取对照品溶液与供试品溶液各 10μl，注入液相色谱仪，测定。

注：若重复测定，数据记录于下。

[标准规定]

本品每粒含连翘以连翘苷（$C_{27}H_{34}O_{11}$）计，不得少于 0.17mg。

[检测结果]

对照品　色谱保留时间：_____，峰面积：_____，浓度：_____。

供试品　色谱保留时间：_____，峰面积：_____，浓度：_____。

计算过程：

	第一次	第二次	第三次
标示量			
V			
D（稀释倍数）			
$A_{供}$			
$A_{对}$			
$M_{连翘苷}$			

$$M_{连翘苷} = \frac{A_{供}}{A_{对}} \cdot D \cdot V$$

结果：　　□符合规定　　　　□不符合规定

检验人：_____　　　检验日期：_____

复核人：_____　　　复核日期：_____

附录：色谱图（将检测色谱图附于此处）

【检测报告】

检品检验报告书

检验编号：

检品名称		批　号	
规　格		数　量	
送检部门		检验项目	
生产企业或产地		检验日期	
检验目的		报告日期	
检验依据			
检验项目	标准规定		检验结果
结论	本品依据《中国药典》2020 年版_____，结果_____规定。		

批准人：　　　　　　　复核人：　　　　　　　检验人：

【注意事项】

1. 中药成方制剂在进行含量测定时，测定成分的选择应以临床功效为导向，选择与功能主治及活性相关的专属性成分作为含量测定的指标，并尽可能采用多成分或多组分的检测方法。应选择样品中原型成分作为测定指标，避免选择分解（水解、降解等）产物或无专属性的指标成分及微量成分作为指标。原则上应分别测定二个以上单一有效成分的含量；或测定单一有效成分后再测其类别成分总量，如总黄酮、总生物碱、总皂苷、总鞣质等。

2. 供试品溶液制备方法选择应根据待测成分的性质，确定提取分离纯化条件。应对提取溶剂、方法、时间及温度等条件进行比较，确定最佳条件。对需要纯化的样品，应选择适当的分离方法以排除干扰，如采用液 - 液萃取及聚酰胺、氧化铝、硅胶、大孔吸附树脂等纯化方法，并提供方法选择的依据及相应的研究数据。

3. 先进的色谱技术需有先进的样品预处理技术相匹配，样品预处理方法的适当与否直接关系到高效液相色谱分析的成本、速度和实用性。

【实训反思】

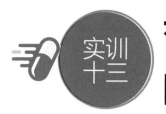

葡萄糖氯化钠注射液的质量控制

 素质目标

1. 培养学生树立救死扶伤、生命至上，敬业修德、至真至实，依法执业、质量第一的药学职业素养。

2. 培养学生科学地、全面地分析问题和解决问题的能力。

3. 强化实验安全要求，培养学生安全意识。

4. 掌握实验废弃物的回收处理知识，树立"绿水青山就是金山银山"的环保理念。

 知识目标

1. 掌握葡萄糖氯化钠注射液中 5- 羟甲基糠醛的杂质检查。

2. 掌握葡萄糖氯化钠注射液中葡萄糖的含量测定原理。

3. 掌握葡萄糖氯化钠注射液中氯化钠的含量测定原理。

4. 熟悉银量法的操作步骤。

 岗位目标

1. 正确使用旋光仪，并对其进行保养与维护。

2. 正确使用紫外分光光度计，并对其进行保养与维护。

3. 正确进行银量法的操作。

4. 正确填写检品原始记录。

5. 正确出具检品检验报告书。

葡萄糖氯化钠注射液的质量标准

（备注：标准来源《中华人民共和国药典》2020 年版二部）

> **葡萄糖氯化钠注射液**
> **Putaotang Luhuana Zhusheye**
> **Glucose and Sodium Chloride Injection**

本品为葡萄糖或无水葡萄糖与氯化钠的灭菌水溶液。含葡萄糖（$C_6H_{12}O_6 \cdot H_2O$）与氯化钠（NaCl）均应为标示量的 95.0% ～ 105.0%。

【性状】本品为无色的澄明液体。

【鉴别】（1）取本品，缓缓滴入微温的碱性酒石酸铜试液中，即生成氧化亚铜的红色沉淀。

（2）本品显钠盐与氯化物鉴别（1）的反应（通则 0301）。

【检查】**pH 值** 应为 3.5 ～ 5.5（通则 0631）。

5- 羟甲基糠醛 精密量取本品适量（约相当于葡萄糖 0.1g），置 50ml 量瓶中，用水稀释至刻度，摇匀，照紫外 - 可见分光光度法（通则 0401）在 284nm 的波长处测定，吸光度不得大于 0.25。

重金属 取本品适量（约相当于葡萄糖 3g），必要时，蒸发至约 20ml，放冷，加醋酸盐缓冲液（pH 3.5）2ml 与水适量使成 25ml，依法检查（通则 0821 第一法），含重金属不得过百万分之五。

细菌内毒素 取本品，依法检查（通则 1143），每 1ml 中含内毒素的量应小于0.50EU。

无菌 取本品，经薄膜过滤法，以金黄色葡萄球菌为阳性对照菌，依法检查（通则 1101），应符合规定。

其他 应符合注射剂项下有关的各项规定（通则 0102）。

【含量测定】**葡萄糖** 取本品，在 25℃时，依法测定旋光度（通则 0621）与2.0852 相乘，即得供试量中含有 $C_6H_{12}O_6 \cdot H_2O$ 的重量（g）。

氯化钠 精密量取本品 10ml（含氯化钠 0.9%），加水 40ml 或精密量取本品50ml（含氯化钠 0.18%），加 2% 糊精溶液 5ml、2.5% 硼砂溶液 2ml 与荧光黄指示液 5 ～ 8 滴，用硝酸银滴定液（0.1mol/L）滴定。每 1ml 硝酸银滴定液（0.1 moL/L）相当于 5.844mg 的 NaCl。

【类别】体液补充药。

【规格】（1）50ml：葡萄糖 4g 与氯化钠 0.09g （2）100ml：葡萄糖 5g 与氯化钠0.9g （3）100ml：葡萄糖 8g 与氯化钠 0.18g （4）100ml：葡萄糖 10g 与氯化钠 0.9g（5）250ml：葡萄糖 12.5g 与氯化钠 2.25g （6）250ml：葡萄糖 20g 与氯化钠 0.45g（7）250ml：葡萄糖 25g 与氯化钠 2.25g （8）500ml：葡萄糖 25g 与氯化钠 4.5g（9）500ml：葡萄糖 50g 与氯化钠 5g （10）1000ml：葡萄糖 50g 与氯化钠 9g

【贮藏】密闭保存。

葡萄糖氯化钠的性质解析

学生自行整理

1. 5-羟甲基糠醛来源与杂质检查方法原理

2. 葡萄糖的含量测定原理

3. 氯化钠的含量测定原理

检品原始记录

【检验项目基本信息】

检品名称			
批号		有效期	
包装规格		包装情况	
生产单位或产地		供样单位	
检品数量		检验项目	
检验目的		取样日期	
检验日期		报告日期	
检验依据			

【杂质检查、5-羟甲基糠醛】

检验日期：_____ 温度（t/℃）：_____ 湿度（RH/%）：_____

[主要仪器与试药或试液]

玻璃仪器与规格：_____

分析仪器与型号：_____

试药或试液：_____

[检验过程]

1. 供试品溶液的准备 精密量取本品_____ml（仪器名称与规格：_____），置50ml量瓶中，用水稀释至刻度，摇匀，备用。

2. 测定法 照紫外-可见分光光度法，在284nm的波长处测定吸光度，记录数据。

[标准规定]

在284nm处吸光度不得大于0.25。

[检测结果]

吸光度：_____

注：若重复测定，数据记录于下。

_____

_____

_____

结果：　□符合规定　　　　□不符合规定

检验人：_____　　检验日期：_____

复核人：_____　　复核日期：_____

【葡萄糖含量测定】

检验日期:_____ 温度（$t/℃$）:_____ 湿度（$RH/\%$）:_____

[主要仪器与试药或试液]

玻璃仪器与规格:_____

分析仪器与型号:_____

试药或试液:_____

[检验过程]

1. 取本品适量，在25℃（实际温度:_____）时，测定旋光度，记录数据。

2. 将结果与2.0852（如何获取？）相乘，即得供试量中含有葡萄糖的重量（g）。

[标准规定]

含葡萄糖为标示量的95.0%～105.0%。

[检测结果]

旋光度:_____

注：若重复测定，数据记录于下。

_____

_____

计算过程:

	第一次	第二次	第三次
标示量			
α			

$$葡萄糖标示量 \% = \frac{\alpha \times \dfrac{198.17}{180.16}}{标示量} \times 100\%$$

结果:　　□符合规定　　　　□不符合规定

检验人:_____　　　检验日期:_____

复核人:_____　　　复核日期:_____

实训十三　葡萄糖氯化钠注射液的质量控制　　(137)

笔记

【氯化钠含量测定】

检验日期：_____ 温度（t/℃）：_____ 湿度（RH/%）：_____

[主要仪器与试药或试液]

玻璃仪器与规格：_____

分析仪器与型号：_____

试药或试液：_____

[检验过程]

精密量取本品 10ml（含氯化钠 0.9%）（仪器名称与规格：_____），加水 40ml【或精密量取本品 50ml（含氯化钠 0.18%）】，加 2% 糊精溶液 5ml（仪器名称与规格：_____）、2.5% 硼砂溶液 2ml（仪器名称与规格：_____）与荧光黄指示液 5 ～ 8 滴（实际滴数：_____）（溶液初始颜色：_____），用硝酸银滴定液（0.1mol/L）（实际浓度：_____）滴定（仪器名称与规格：_____）至终点（终点颜色变化：_____）。

[标准规定]

含氯化钠（NaCl）为标示量的 95.0% ～ 105.0%。

[检测结果]

_____

_____

注：若重复测定，数据记录于下。

_____

_____

计算过程：

	第一次	第二次	第三次
标示量（规格）			
T/(mg/ml)			
F			
$V_{取}$/ml			
V_0/ml			
$V_{终}$/ml			

$$氯化钠标示量 \% = \frac{(V_{终} - V_0) \times T \times F}{V_{供} \times 标示量} \times 100\%$$

结果： □符合规定 □不符合规定

检验人：_____ 检验日期：_____

复核人：_____ 复核日期：_____

检品检验报告书

检验编号：

检品名称		批　号	
规　格		数　量	
送检部门		检验项目	
生产企业或产地		检验日期	
检验目的		报告日期	
检验依据			
检验项目	标准规定		检验结果

结论	本品依据《中国药典》2020 年版_____，结果_____规定。

批准人：　　　　　　复核人：　　　　　　检验人：

【注意事项】

1. 紫外分光光度法检查 5- 羟甲基糠醛时，由于仪器的不同，测定操作亦可能有所差异。在测定中除应注意光源及波长的选定外，须用溶剂做空白，调吸收度为零，以消除吸收池及溶剂可能带来的误差。因是直接通过所测吸收度值来判断 5- 羟甲基糠醛的限量，未采取与标准品比较法，故所测吸收度值应准确，仪器必须先校正合格后，方可进行测定。

2. 氯化钠含量测定中，加糊精的目的是为了保护生成的氯化银沉淀胶体状态，使到达终点时易吸附指示剂荧光黄而变色。加硼砂的目的是为了使终点明确，易于观察。

3. 硝酸银滴定液应置棕色玻璃瓶中密闭保存，以防遇光析出金属银。

【实训反思】

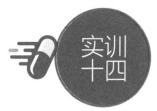

复方对乙酰氨基酚片（Ⅱ）的质量控制

素质目标

1. 培养学生查阅各类药品标准的能力。
2. 培养学生科学地、全面地分析问题和解决问题的能力。
3. 强化实验安全要求，培养学生安全意识。

知识目标

1. 掌握复方对乙酰氨基酚片（Ⅱ）的鉴别。
2. 掌握复方对乙酰氨基酚片（Ⅱ）的样品前处理方法及含量测定。
3. 掌握高效液相色谱仪的使用及其注意事项。

岗位目标

1. 正确进行复杂样品的前处理操作。
2. 正确使用高效液相色谱仪，并对其进行保养与维护。
3. 正确填写检品原始记录。
4. 正确出具检品检验报告书。

复方对乙酰氨基酚片（Ⅱ）

[备注：标准来源国家药典委员会 2021 年 03 月 30 日复方对乙酰氨基酚片（Ⅱ）国家药品标准草案公示稿]

Fufang Duiyixian 'anjifen Pian（Ⅱ）
Compound Paracetamol Tablets（Ⅱ）

本品含对乙酰氨基酚（$C_8H_9NO_2$）、异丙安替比林（$C_{14}H_{18}N_2$）均应为标示量的 95.0% ～ 105.0%，含咖啡因（$C_8H_{10}N_4O_2$）应为标示量的 90.0% ～ 110.0%。

【处方】

对乙酰氨基酚	250g
异丙安替比林	150g
咖啡因	50g
辅料	适量
制成	1000 片

【性状】本品为白色片。

【鉴别】在含量测定项下记录的色谱图中，供试品溶液三主峰的保留时间应与对照品溶液三主峰的保留时间一致。

【检查】**对氨基酚** 照高效液相色谱法（中国药典 2020 年版四部通则 0512）测定。临用新制。

溶剂 0.05mol/L 醋酸铵溶液 - 甲醇（85：15）。

供试品溶液 取本品细粉适量（约相当于对乙酰氨基酚 0.1g），精密称定，置 10ml 量瓶中，加溶剂适量，振摇使溶解，用溶剂稀释至刻度，摇匀，滤过，取续滤液。

对照品溶液 取对氨基酚对照品适量，精密称定，加溶剂溶解并定量稀释制成每 1ml 中含约 10μg 的溶液。

系统适用性溶液 取对氨基酚对照品与对乙酰氨基酚各适量，加溶剂溶解并稀释制成每 1ml 中约含对氨基酚 10μg 与对乙酰氨基酚 10mg 的混合溶液。

灵敏度溶液 精密量取对照品溶液 2ml，置 10ml 量瓶中，用流动相稀释至刻度，摇匀。

色谱条件 用十八烷基硅烷键合硅胶为填充剂；以 0.05mol/L 醋酸铵溶液为流动相 A，甲醇为流动相 B，按下表进行梯度洗脱；检测波长为 231nm；进样体积 10μl。

时间（分钟）	流动相 A（%）	流动相 B（%）
0	85	15
7.5	85	15
10*	20	80
18	20	80
20	85	15
30	85	15

注：*10 表示 10 分钟后，色谱条件用于洗脱辅料等干扰成分和平衡系统，可根据具体情况改变。

系统适用性要求　系统适用性溶液色谱图中，对氨基酚的保留时间约为 4 分钟，对氨基酚峰与对乙酰氨基酚峰之间的分离度应符合要求。灵敏度溶液色谱图中，对氨基酚峰高的信噪比应不小 10。

测定法　精密量取供试品溶液与对照品溶液，分别注入液相色谱仪，记录色谱图。

限度　供试品溶液色谱图中如有与对氨基酚峰保留时间一致的色谱峰，按外标法以峰面积计算，含对氨基酚不得过对乙酰氨基酚标示量的 0.1%。

安替比林　照高效液相色谱法（中国药典 2020 年版四部通则 0512）测定。

溶剂　流动相 A：流动相 B（85：15）。

供试品溶液　取本品细粉适量（约相当于异丙安替比林 0.15g），精密称定，置 25ml 量瓶中，加溶剂适量，超声使溶解，用溶剂稀释至刻度，摇匀，滤过，取续滤液。

对照品溶液　取安替比林对照品适量，精密称定，加溶剂溶解并定量稀释制成每 1ml 中约含 12μg 的溶液。

系统适用性溶液　取安替比林对照品、咖啡因与异丙安替比林各适量，加溶剂溶解并稀释制成每 1ml 中约含安替比林 12μg、咖啡因 2mg 与异丙安替比林 6mg 的混合溶液。

灵敏度溶液　精密量取对照品溶液 1ml，置 10ml 量瓶中，用流动相稀释至刻度，摇匀。

色谱条件　用十八烷基硅烷键合硅胶为填充剂；以水：冰醋酸（97：3）为流动相 A，甲醇：冰醋酸（97：3）为流动相 B，按下表进行梯度洗脱；检测波长为 275nm；进样体积 10μl。

时间（分钟）	流动相 A（%）	流动相 B（%）
0	85	15
20	40	60
25	40	60
26	85	15
20	85	15
35	85	15

系统适用性要求　系统适用性溶液色谱图中，咖啡因峰与安替比林峰、安替比林峰与异丙安替比林峰之间的分离度均应符合要求。灵敏度溶液色谱图中，安替比林峰高的信噪比应不小于 10。

测定法　精密量取供试品溶液与对照品溶液，分别注入液相色谱仪，记录色谱图。

限度　供试品溶液色谱图中如有与安替比林峰保留时间一致的色谱峰，按外标法以峰面积计算，含安替比林不得过异丙安替比林标示量的 0.1%。

含量均匀度　异丙安替比林与咖啡因以含量测定项下测得的每片含量计算，应符合规定（中国药典 2020 年版四部通则 0941）。

溶出度 照溶出度与释放度测定法（中国药典 2020 年版四部通则 0931 第一法）。

溶出条件 以盐酸溶液（取稀盐酸 24ml 加水至 1000ml）900ml 为溶出介质，转速为每分钟 100 转，依法操作，经 30 分钟时取样。

供试品溶液 取溶出液 10ml，滤过，取续滤液。

对照品溶液 取对乙酰氨基酚对照品约 55mg、咖啡因对照品约 11mg 与异丙安替比林对照品约 33mg，精密称定，置同一 200ml 量瓶中，加溶出介质适量，超声使溶解，用溶出介质稀释至刻度，摇匀。

色谱条件与系统适用性要求 见含量测定项下。

测定法 见含量测定项下。计算每片的溶出量。

限度 均为标示量的 80%，均应符合规定。

其他 应符合片剂项下有关的各项规定（中国药典 2020 年版四部通则 0101）。

【含量测定】照高效液相色谱法（中国药典 2020 年版四部通则 0512 测定）。

溶剂 流动相 A：流动相 B（85：15）。

供试品溶液 取本品 10 片，分别置 100ml 量瓶中，加流动相 A 适量，振摇使崩解，再加流动相 B 15ml，超声 20 分钟使溶解，用流动相 A 稀释至刻度，摇匀，离心，精密量取上清液 2ml，置 50ml 量瓶中，用溶剂稀释至刻度，摇匀，滤过，取续滤液。

对照品溶液 取对乙酰氨基酚对照品、异丙安替比林对照品与咖啡因对照品各适量，精密称定，加溶剂溶解并定量稀释制成每 1ml 中约含对乙酰氨基酚 0.1mg、异丙安替比林 60μg 与咖啡因 20μg 的混合溶液。

色谱条件 见安替比林项下。

系统适用性要求 理论板数按对乙酰氨基酚峰计算不低于 2000 对乙酰氨基酚峰与咖啡因峰、咖啡因峰与异丙安替比林峰之间的分离度均应符合要求。

测定法 精密量取供试品溶液与对照品溶液，分别注入液相色谱仪，记录色谱图。按外标法以峰面积计算每片的含量，并求得 10 片的平均含量。

【类别】解热镇痛药。

【贮藏】遮光，密封保存。

复方对乙酰氨基酚片（Ⅱ）的性质解析

学生自行整理

1. 对乙酰氨基酚的结构与性质

2. HPLC 的使用流程

3. 此实验流动相的配制方法

检品原始记录

【检验项目基本信息】

检品名称			
批号		有效期	
包装规格		包装情况	
生产单位或产地		供样单位	
检品数量		检验项目	
检验目的		取样日期	
检验日期		报告日期	
检验依据			

【含量测定】

检验日期:_____ 温度（t/℃）:_____ 湿度（RH/%）:_____

[检验方法]

照高效液相色谱法（中国药典 2020 年版四部通则 0512 测定）。

[主要仪器与试药或试液]

玻璃仪器与规格:_____

分析仪器与型号:_____

试药或试液:_____

[检验过程]

1. 溶剂 流动相 A（组成和比例:_____），流动相 B（组成和比例:_____）。

2. 供试品溶液 取本品 10 片，分别置 100ml 量瓶中，加流动相 A 适量（具体用量:_____），振摇使崩解，再加流动相 B 15ml，超声 20 分钟使溶解（超声赫兹:_____），用流动相 A 稀释至刻度，摇匀，离心，精密量取上清液 2ml（仪器名称与规格:_____），置 50ml 量瓶中，用溶剂稀释至刻度，摇匀，滤过（滤膜规格:_____），取续滤液。

3. 对照品溶液 精密称定对乙酰氨基酚对照品_____g、异丙安替比林对照品_____g 与咖啡因对照品_____g，加溶剂_____ml 溶解并定量稀释制成每 1ml 中含对乙酰氨基酚 0.1mg、异丙安替比林 60μg 与咖啡因 20μg 的混合溶液。

4. 测定法 精密量取供试品溶液与对照品溶液，分别注入液相色谱仪，记录色谱图。按外标法以峰面积计算每片的含量，并求得 10 片的平均含量。

[标准规定]

本品含对乙酰氨基酚（$C_8H_9NO_2$）应为标示量的 95.0% ～ 105.0%。

注:若重复测定，数据记录于下。

[检测结果]

对照品　色谱保留时间：_____，峰面积：_____，浓度：_____。

供试品　色谱保留时间：_____，峰面积：_____，浓度：_____。

计算过程：

	第一次	第二次	第三次
标示量			
$V_{供}$			
$A_{供}$			
$A_{对}$			
标示量%			
平均标示量%			

$$标示量\% = \frac{A_{供} \times C_{对} \times V_{供}}{A_{对} \times 标示量} \times 100\%$$

结果：　　□符合规定　　　　□不符合规定

检验人：_____　　　　检验日期：_____

复核人：_____　　　　复核日期：_____

附录：色谱图（将检测色谱图附于此处）

【鉴别】

[检验过程] 见含量测定

[标准规定]

在含量测定项下记录的色谱图中，供试品溶液三主峰的保留时间应与对照品溶液三主峰的保留时间一致。

[检验结果]

_____

_____

结果：　　□符合规定　　　　□不符合规定

检验人：_____　　　检验日期：_____

复核人：_____　　　复核日期：_____

检品检验报告书

检验编号：

检品名称		批　号	
规　格		数　量	
送检部门		检验项目	
生产企业或产地		检验日期	
检验目的		报告日期	
检验依据			
检验项目	标准规定		检验结果

结论	本品依据《中国药典》2020 年版_____，结果_____规定。

批准人：　　　　　　　复核人：　　　　　　　检验人：

【注意事项】

1. 对乙酰氨基酚作为解热镇痛药，是多种复方感冒药的成分之一，长期使用会造成肝肾损失，成人一天使用量不能超过 2g，疗程小于 3 天。

2. 复方制剂的成分复杂，HPLC 是检验其质量标准的重要方法。

3. 复方对乙酰氨基酚片（Ⅱ）药典尚未收载，但国家药典委员会与 2021 年 3 月 30 日颁布关于复方对乙酰氨基酚片（Ⅱ）国家药品标准意见稿，故此药品质量标准控制可参考此意见稿进行。

【实训反思】

参 考 文 献

[1] 国家药典委员会编. 中华人民共和国药典（2020 年版）[M]. 北京：中国医药科技出版社，2020.

[2] 国家药典委员会编. 中国药典分析检测技术指南 [M]. 北京：中国医药科技出版社，2017.

[3] 国家药典委员会编. 国家药品标准工作手册 [M]. 4 版. 北京：中国医药科技出版社，2013.

[4] 中国食品药品检定研究院编. 中国药品检验标准操作规范（2019 年版）[M]. 北京：中国医药科技出版社，2019.

[5] 於学良，顾炳仁. 药物制剂检验 [M]. 北京：人民卫生出版社，2020.

[6] 杭太俊. 药物分析 [M]. 9 版. 北京：人民卫生出版社，2022.

[7] 杨友田，於学良. 药物化学 [M]. 2 版. 北京：化学工业出版社，2016.

[8] 尤启冬. 药物化学 [M]. 8 版. 北京：人民卫生出版社，2020.

[9] 国家药典委员会. 复方对乙酰氨基酚片（Ⅱ）国家药品标准草案公示稿.

[10] 李飞，杨家强. 药物化学实验 [M]. 武汉：华中科技大学出版社，2019.